Andrea Stickel

FASZINATION GEHÖR

Entdeckungsreise in die Welt des Klangs

Das wichtigste Instrument des Musikers
Funktion, Risiken, Schutz

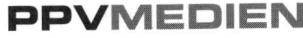

PPVMEDIEN
Praxiswissen

Verlag, Herausgeber und Autoren machen darauf aufmerksam, dass die im vorliegenden Buch genannten Namen, Marken und Produktbezeichnungen in der Regel namens- und markenrechtlichem Schutz unterliegen. Trotz größter Sorgfalt bei der Veröffentlichung können Fehler im Text nicht ausgeschlossen werden. Verlag, Herausgeber und Autoren übernehmen deshalb für fehlerhafte Angaben und deren Folgen keine Haftung. Sie sind dennoch dankbar für Verbesserungsvorschläge und Korrekturen.

© 2003
PPVMEDIEN GmbH, Bergkirchen

ISBN 3-932275-56-X

Titelbild: DIN 4844-2: 2001-02: Wiedergegeben mit Erlaubnis des DIN Deutsches Institut für Normung e.V. Maßgebend für das Anwenden der Norm ist deren Fassung mit dem neuesten Ausgabedatum, die bei der Beuth Verlag GmbH, Burggrafenstraße 6, 10787 Berlin, erhältlich ist.
Titelgestaltung: Angelika Giessl Mediadesign, Grafrath
Lektorat: Anselm Rößler
Fotos: Andrea Stickel oder anders angegeben
Satz und Layout: Angelika Giessl Mediadesign, Grafrath
Abwicklung: Sabine Schnieder
Druck: Scherhaufer, Augsburg

Über dieses Buch

In „Faszination Gehör" unternimmt Autorin Andrea Stickel eine Entdeckungsreise in die Welt des Klangs, zeigt das Gehör als wichtigstes Instrument des Musikers und beleuchtet psychoakustische Effekte. Sie beschreibt klar und ohne Mediziner-Latein die Physiologie des Ohrs und den Hörvorgang, bietet einen Überblick über mögliche Probleme mit dem Gehör und erläutert Therapie-Möglichkeiten des HNO-Arztes.

Andrea Stickel klärt offen – aber ohne erhobenen Zeigefinger – über mögliche Risiken auf und gibt konkrete Tipps zum Gehörschutz. Sie beschreibt praxisnah und konkret zum Beispiel den Einsatz von Ohrstöpseln oder In-Ear-Monitoring und zeigt Strategien zur Lärmvermeidung. Schließlich erläutert sie auch den rechtlichen Hintergrund und klärt versicherungstechnische Fragen.

Dieses Buch braucht jeder, der noch lange gut hören will.

Über die Autorin

Andrea Stickel, Jahrgang 1969, ist Journalistin und schreibt seit vielen Jahren für verschiedene Fachmagazine in den Bereichen Technik, Medizin und Umwelt. Die Medizintechnik-Ingenieurin lebt und arbeitet in München.

Inhaltsverzeichnis

„Über Musik zu schreiben,
ist wie über Architektur zu tanzen."

Thelonious Monk, amerikanischer Jazzmusiker
(wird auch Lester Bangs zugeschrieben)

Wer hören will, muss lesen

WIE WICHTIG ES IST, SEIN GEHÖR ZU KENNEN
UND ZU SCHÜTZEN.

Es ist erstaunlich einfach, sich vor einer Schädigung des Gehörs *Warum?*
zu schützen, denn ohne Einschränkungen des Hörgenusses lassen
sich oftmals mit einfachen Verhaltensregeln Belastungen für das
Gehör deutlich verringern und sogar ganz ausschalten. Gerade
Leute, denen Musik wichtig ist, sollten sich um ihr Gehör aktiv
kümmern. Denn obwohl dieses Sinnesorgan so wichtig für uns
ist, verfügt es über kein wirksames Warnsystem.

Daher erklärt dieses Buch, wie das Gehör funktioniert, erläutert
Grundbegriffe der Akustik, gibt Hinweise zu modernen medizinischen Behandlungen, zeigt wie man sich vor Schäden schützen
kann und hilft, sich und andere – für den Fall des Falles – recht-
lich abzusichern.

Herzlich möchte ich den Menschen danken, die mich beim Schrei- *Danke*
ben dieses Buchs unterstützen. Mein besonderer Dank gilt
Christian Allesch, Ralf Becker, Eckhard Beste, Florian von Hofen,
Prof. Dr. Armin Giebel, Prof. Dr. Thomas Janssen, Elke Knör,
Stefan Krammer, Brigitta Luber, Mathis Nitschke, Anselm Rößler,
Hartmut Starke, Christoph Stickel, Lothar Surey, Jochen Veith.

Für Ronja und Louis.

Andrea Stickel, Herbst 2003

1. Gefahr durch Musik?

AUF BÜHNEN UND IN ORCHESTERN HERRSCHEN OFT HÖHERE
SCHALLDRUCKPEGEL ALS AN INDUSTRIEARBEITSPLÄTZEN.
DAS HAT KONSEQUENZEN FÜR MUSIKEROHREN.

Meist verbindet man Gehörschädigungen mit Industriearbeits- *Wer ist*
plätzen oder Flughäfen, und dies sind auch tatsächlich die am *gefährdet?*
häufigsten untersuchten Orte bei der Ursachenforschung von
Hörverlusten. Aber auch ein Musiker, der jeden Tag mehrere
Stunden musiziert, läuft Gefahr, sich einen Hörschaden zuzuzie-
hen. Die Zahlen sind erschreckend: Einem Artikel von „The Hearing Review" zufolge leiden 52 Prozent der Mitglieder klassischer
Orchester und bis zu 30 Prozent der Rock- und Popmusiker an
einem durch Musik verursachten Hörverlust. Denn leider entstehen gerade beim Musizieren hohe Lautstärken: Der Schalldruck
eines großen Orchesters kann bis zu 112 Dezibel erreichen, Bands
mit Verstärker sogar bis zu 130 Dezibel. Zum Vergleich: Der
Arbeitsschutz schreibt das Tragen eines Gehörschutz ab 85 Dezibel (A) vor.

Für Musiker kann ein Hörverlust verheerende Folgen haben: Hohe *Folgen für*
und tiefe Töne werden nicht mehr gleich gut gehört und der *Musiker*
Musiker bekommt Schwierigkeiten, mit anderen Orchestermit-
gliedern zusammen zu spielen. Doch nicht nur Musiker laufen
Gefahr, ihr Gehör zu schädigen. Auch Musikhören kann Folgen
für das Gehör haben – allerdings gibt es hier widersprüchliche
Annahmen. So zeigt beispielsweise eine Studie, die vom Bundes-
ministerium gefördert wurde, dass bei 24 Prozent aller getesteten
jungen Männer das Gehör im empfindlichen Frequenzbereich von
rund 4.000 Hertz bereits beeinträchtigt ist. Dazu wurden über
1.800 Wehrpflichtige im Alter von 16 bis 24 untersucht, und da
die Testpersonen normalerweise noch nicht beruflich lärmbelastet

sind, geht man hier davon aus, dass die Schädigung durch Freizeitlärm – also oftmals zu lautem Musikhören – hervorgerufen
wurde. Auch eine andere Untersuchung an Jugendlichen brachte
ähnliche Ergebnisse. Lärmschädigungen traten dabei aber sowohl
bei regelmäßigen Discogängern als auch bei Probanden auf, die
praktisch nie Discos besuchten.

Warnsignale

Jeder kennt die so genannte vorübergehende Vertäubung nach
lauten Konzerten – also eine kurzzeitige Verschiebung der Hörschwelle. Sie kann ein Warnzeichen sein, da eventuell schon
einige Hörzellen abgestorben sind, auch wenn sich das nicht
unbedingt im Audiogramm nachweisen lässt. Auch ein Pfeifen im
Ohr und das höhere Tinnitus-Risiko bei Discobesuchern zeigen,
dass die Schallbelastungen einfach zu hoch sind. Bisher liegen
keine Langzeitstudien vor, die Hörfähigkeit über Jahrzehnte
beobachten, so dass wir heute nicht wissen, wie ein Gehör eines
Ravers aus dem Jahr 2003 im Jahr 2030 hört.

Verletzungsgefahr

NUR SO GROSS WIE ZWEI KURZE HAARE NEBENEINANDER:
DAS INNENOHR IST FASZINIEREND, ABER LEIDER AUCH
VERLETZUNGSANFÄLLIG.

*Wir sind vom
Gehör abhängig*

Vielen ist nicht klar, wie entscheidend die Lebensqualität vom
Hören abhängt. Verschiedenste Prozesse des Hörvorgangs laufen
instinktiv und unabhängig von Bewusstsein ab, so dass es gar
nicht so einfach ist, diesen Sinn zu begreifen. Er kann sowohl
Wohlgenuss als auch Stress bereiten und hat für das soziale
Leben und die Orientierung in der Umwelt vielleicht sogar einen
höheren Stellenwert als das Sehen. Das Prinzip ist genial: Ein aus-
geklügeltes System übersetzt mechanische Schallwellen in elektri-

sche Impulse, dabei erzeugt das Zusammenspiel von Ohrmuschel und Gehörgang, Mittel- und Innenohr, Kopfknochen und Gehirn den komplexen Sinneseindruck.

Jeder kennt die Bilder von den filigranen Gehörknöchelchen auf einem Pfennigstück. Und das wichtigste Element des Innenohrs – das Cortische Organ – ist gerade mal so groß wie zwei kurze Haare nebeneinander. So verwundert es nicht, dass das Gehör besonders empfindlich ist und vor allem deshalb gefährdet, da es über keinen jederzeit wirksamen Schutzmechanismus verfügt wie etwa das Auge mit dem Lid. Und leider kommt noch ein weiterer Faktor hinzu: Das Innenohr kann sich nach einer massiven Schädigung kaum regenerieren und gerade Hörverluste, die durch zu hohe Lärmbelastung verursacht wurden, sind meist irreversibel.

Ein sensibles Organ

Gerade Musiker sind in besonderem Maße für ihr Gehör verantwortlich – ist es doch das wichtigste Kapital für ihren Job. Und häufig bringt es genau dieser Job mit sich, dass das Gehör zu stark und zu lange belastet wird. Die wichtigste Regel für gehörschonendes Verhalten also gleich vorweg: Gönnen Sie Ihren Ohren die Ruhepausen, die es zur Regeneration benötigt!

Pause machen

Mittlerweile gibt es immer mehr Musiker, die sich auch in der Öffentlichkeit zu ihrem musikbedingten Hörschaden äußern. So beispielweise Campino von den Toten Hosen in einem „Stern"-Interview: „Früher habe ich meinen Kopf gern in die Boxen gehalten. Heute würde ich sagen: Das war ein Fehler. Ich höre ziemlich schlecht, vor allem die hohen Frequenzen. ... Wenn ich ein paar Vögel hören will, kaufe ich mir so eine Zwitscher-CD und drehe eben laut."

Auch Campino hört schlecht

So weit sollte man es gar nicht kommen lassen.

Crash-Kurs Schall

KURZE EINFÜHRUNG IN DIE GRUNDBEGRIFFE DER AKUSTIK:
VOM SCHALLDRUCK BIS ZUR KLANGFARBE.

Grundbegriffe Zunächst gilt es, einige Begriffe und Einheiten zu kennen und zu verstehen, die in diesem Buch immer wieder angesprochen werden.

Schwingung, Periodendauer und Amplitude

Wie ein Pendel Fangen wir einfach mal bei dem Begriff der Schwingung an. Dazu kann man sich beispielsweise ein schwingendes Pendel vorstellen, dessen Bewegung man beobachtet. Es schwingt von links nach rechts und kommt nach einer gewissen Zeit wieder am gleichen Platz vorbei, an dem wir es losgelassen haben. Die Zeit, die es dafür benötigt, kann man als Periodendauer beschreiben. Nun kann man messen, wie oft das Pendel in einer Sekunde schwingt und schon hat man die Frequenz des Pendels. Stößt man das Pendel sehr stark an, schwingt es weiter aus, als wenn man es nur leicht in Bewegung versetzt. Die Stärke des Ausschlags beschreibt damit die Amplitude.

Schalldruck

Schwingungen der Luft-moleküle Doch zurück zum Schall: Als Luftschall – also den Schall, den wir hören können – bezeichnet man eine spezielle Form von Energie, die eine Schwingung von Luftmolekülen um einen Ruhepunkt als Ursache hat. Schalldruck als eine der Kenngrößen des Schalls kann man also als periodische Luftschwankung – die den atmosphärischen Luftdruck überlagert – darstellen. Da er die Stärke der von uns wahrgenommenen Größe des Ausschlags beschreibt, können wir ihn mit der Lautstärkenwahrnehmung gleichsetzen. Das kann man ganz leicht – vereinfacht – an einem Lautsprecher beobachten: Wenn die Musik lauter ist, bewegt sich die Membran stärker als bei leisen Stellen.

Der niedrigste Schalldruck an der Hörschwelle, also der Druck, den wir gerade noch wahrnehmen können, liegt beispielsweise bei 1.000 Hertz bei $20 * 10^{-6}$ Newton pro Quadratmeter.

Hörschwelle

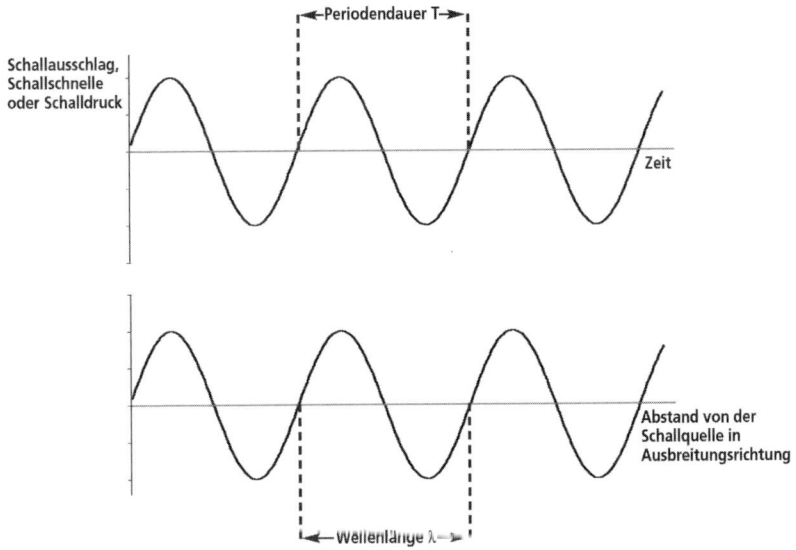

Grundbegriffe einer Welle

Frequenz, Schallgeschwindigkeit und Wellenlänge

Frequenz-
umfang

Ein junges Gehör nimmt Frequenzen von etwa 20 Hertz bis 20.000 Hertz wahr. Die Einheit wurde nach dem Physiker Heinrich Hertz benannt: Eine Schwingung pro Sekunde wird mit einem Hertz definiert.

Schallge-
schwindigkeit

Betrachten wir nun noch die Schallgeschwindigkeit: Schall breitet sich in Luft bei 20° Celsius mit etwa 344 Meter pro Sekunde aus. Berechnet man nun, wie weit sich der Schall innerhalb einer Periodendauer einer bestimmten Frequenz ausbreitet, bekommt man die Wellenlänge. Wellenlängen, die gehört werden können, liegen also im Bereich von Millimetern bis zu mehreren Metern. So hat ein tiefer Basston bei einer Frequenz von 50 Hertz eine Wellenlänge von knapp sieben Metern und ein hoher 10.000-Hertz-Ton nur knapp vier Zentimeter.

Hier einige Beispiele für verschiedene Frequenzen:
- Der internationale Stimmton a' (Stimmtongabel) liegt bei 440 Hertz
- Der Pfeifton eines Fernsehbildschirms hat etwa 15.750 Hertz (Ton aus)
- Kirchenorgeln haben unter den Instrumenten den größten Tonumfang: von 16 Hertz bis über 8.000 Hertz

Überblick: Zusammenhang zwischen Frequenz und Wellenlänge in Luft									
Frequenz in Hertz	20	50	100	200	500	1.000	2.000	5.000	10.000	20.000
Wellenlänge in Meter	17	6,8	3,4	1,7	0,68	0,34	0,17	0,068	0,034	0,017

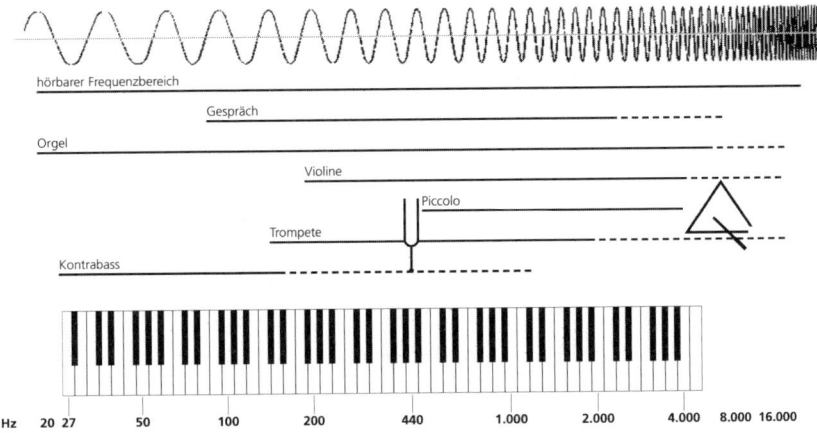

Überblick über Instrumente und ihre Frequenzen

Beugung

Ist die Wellenlänge groß im Verhältnis zu einem Hindernis, kann sich der Schall praktisch ungehindert um dieses beugen. Bei kurzen Wellenlängen hingegen bildet sich dahinter ein Schallschatten aus. Bei hohen Frequenzen stellt der Kopf also eine solche Barriere dar, so dass es zu deutlichen Pegeldifferenzen zwischen beiden Ohren kommt. Daher sind hohe Töne sehr viel leichter zu orten als tiefe.

Schall trifft auf ein Hindernis

Dezibel

Um ein Schallereignis so zu beschreiben, dass die Eigenschaften des Gehörs einbezogen werden, gibt es spezielle Darstellungsformen, die die frequenzabhängige Empfindlichkeit des Gehörs sowie dessen extrem großen Dynamikbereich berücksichtigen.

Darstellung von Schall

Lautstärke ist nicht absolut

Das Gehör kann immer nur vergleichen, zum Beispiel, ob Ton B doppelt so laut ist wie Ton A und Ton C wiederum doppelt so laut wie Ton B. Es kann also Lautstärke nicht als absoluten Wert wahrnehmen. Das legt eine Darstellung als logarithmisches Verhältnismaß nahe, was tatsächlich ja auch mit der Bezeichnung Bel umgesetzt wurde. So liegt zwischen dem Ton A und B ein Bel – also eine Verdopplung der subjektiv wahrgenommenen Lautstärke. Da diese Darstellung aber etwas grob ist, verwendet man häufiger Dezibel, also einem Zehntel eines Bel. Eine relative Zunahme des Schalldrucks um 10 Dezibel – also ein Bel – entspricht damit einer Verdopplung der wahrgenommenen Lautstärke.

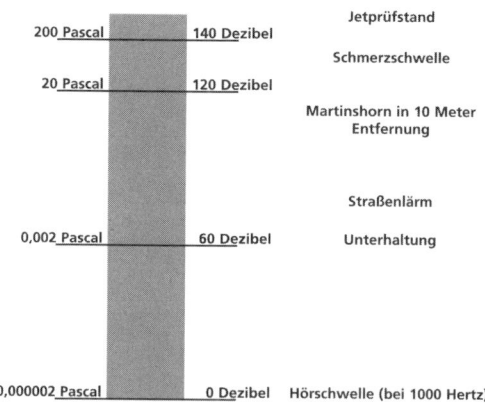

200 Pascal	140 Dezibel	Jetprüfstand
20 Pascal	120 Dezibel	Schmerzschwelle
		Martinshorn in 10 Meter Entfernung
		Straßenlärm
0,002 Pascal	60 Dezibel	Unterhaltung
0,000002 Pascal	0 Dezibel	Hörschwelle (bei 1000 Hertz)

Da zwischen Hör- und Schmerzschwelle sieben Zehnerpotenzen liegen, verwendet man die logarithmische Darstellung.

Einige Einheiten		
Schalldruck	p	Pascal (Pa) = Newton pro Quadratmeter (N/m²)
Schalldruckpegel	L	Dezibel (dB)
Schallgeschwindigkeit	c	Meter pro Sekunde (m/s)
Wellenlänge	λ	Meter (m)
Frequenz	f	Hertz = 1:Sekunde (Hz = 1/s)

Möchte man einen absoluten Wert darstellen, muss man sich auf eine Bezugsgröße einigen: Beim Schalldruckpegel wäre dies die Hörschwelle bei 1.000 Hertz – also $20 \cdot 10^{-6}$ Newton pro Quadratmeter. Der Schalldruckpegel ist das 20fache logarithmierte Verhältnis des gemessenen Schalldrucks zum Bezugsschalldruck.

Bezugsgrößen

Diese Skala berücksichtigt auch den Dynamikbereich des Gehörs: Der Schalldruck muss um sieben Zehnerpotenzen erhöht werden, um von der Hörschwelle aus die Schmerzschwelle zu erreichen – das Verhältnis liegt also bei 1 : 10.000.000! Ein solch großer Zahlenbereich lässt sich linear nur sehr schlecht darstellen, er ist einfach zu groß.

Keine lineare Darstellung

Warum Dezibel?
Der Name der Einheit Bel stammt vom Erfinder des Telefons, dem Amerikaner Bell. Zusammen mit der Vorsilbe Dezi- ergibt sich das Dezibel als ein Zehntel Bel. Dezibel stellt das Verhältnis zweier Werte an einer logarithmischen Skala dar. Es ist nicht für bestimmte physikalische Größen definiert.

Doch Vorsicht: Der Begriff „Lautstärke", der sich auf die Wahrnehmung bezieht, darf nicht mit den physikalischen Größen Leistung, Amplitude oder Schalldruck verwechselt werden. Die Lautstärkenwahrnehmung hängt neben dem Schalldruck noch von vielen anderen, teilweise nicht messbaren Faktoren ab.

Dezibel (A)

Durch Dezibel kann man also den Schalldruck mit sinnvollen Zahlenwerten als Pegelmaß beschreiben. Nun muss jedoch berücksichtigt werden, dass das Ohr bei anderen Frequenzen als 1.000 Hertz auch anders empfindlich ist. Um dennoch die gehörte Laut-

Nicht für jede Frequenz gleich empfindlich

stärke messen zu können, werden Filter eingesetzt, die in etwa der Empfindlichkeit des Ohres entsprechen. Am gebräuchlichsten ist das A-Filter: Es unterdrückt vor allem die tiefen Frequenzen und simuliert mehr oder weniger das Hören bei relativ geringen Pegeln.

Annäherung durch dB(A)

So gefiltert gemessene Werte werden mit dB(A) bezeichnet. Dezibel-(A)-Werte stellen aber nur ein grobes Maß für die empfundene Lautstärke dar, bei dem sehr viel Aspekte unseres Gehörs vernachlässigt werden. Es kann also keine qualitative Aussage getroffen werden, was besonders für Mittelwerte gilt, die sich auf einen längeren Zeitraum beziehen.

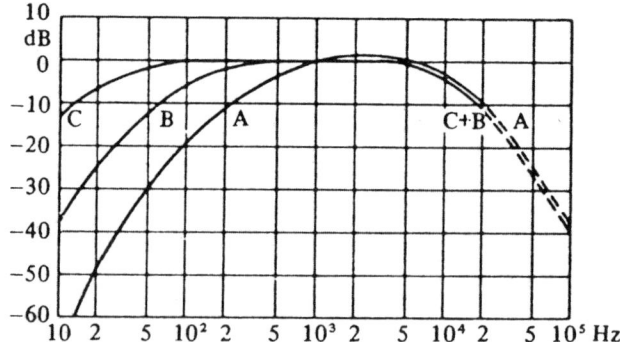

Die Bewertungsfilter unterscheiden sich vor allem im Bassbereich. Sie berücksichtigen die spezielle Frequenzwahrnehmung des Gehörs, lassen jedoch keine Aussage über den qualitativen Gehalt des Schalls zu.

Wie laut ist Musik?

Um ein Gefühl für die Einheit Dezibel (A) zu bekommen, finden Sie in den folgenden Tabellen einige Beispiele:

Situation	Bereich in dB(A)
Stereoanlage mit Lautsprecher	70 – 100
Walkman	70 – 100
Blasmusikprobe im Schulzimmer	90 – 95
Musik im Orchestergraben	85 – 100
Discothek auf der Tanzfläche	90 – 100
Stereoanlage mit Kopfhörer	70 – 115
Rockkonzert im Zuhörerbereich	95 – 105
Rock- und Jazzmusik im Übungslokal	90 – 105

Schallpegel einzelner Instrumente	Angabe in dB(A)
Klavier, Flügel, Orgel	80
Cello, Kontrabass	80
Violine, Viola	86
Flöten	86
Keyboard, E-Gitarre	90
Klarinette, Oboe	90
Saxofon, Trompete, Posaune	95
Schlagzeug, Trommel	95

Suva, Musik und Hörschäden

Töne, Klänge, Geräusche und Lärm

Unterschiedliche
Schwingungen

Wir wollen noch kurz zur Orientierung einige Schallarten erläutern: Zunächst der reine Ton, der durch eine harmonische Sinusschwingung einer einzelnen Frequenz definiert ist. Töne im akustischen Sinn entsprechen aber nicht den Tönen, die ein Instrument erzeugt, denn die setzen sich aus sinusförmigen Teilschwingungen zusammen, die gemeinsam eine nichtsinusförmige Schwingung ergeben. In der Akustik spricht man hierbei von einem Klang. Bei einem Geräusch schließlich besteht kein Zusammenhang zwischen den einzelnen Schwingungen, aus denen es zusammengesetzt ist.

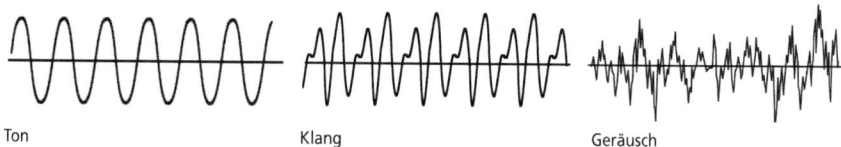

Ton   Klang   Geräusch

Ton: Das Schwingungsbild ist eine reine harmonische Schwingung. **Klang:** Das Schwingungsbild ist noch regelmäßig, aber komplizierter als das eines Tons. Neben dem Grundton klingen Obertöne mit, die die Klangfarbe ausmachen. **Geräusch:** Ein Geräusch ist ein Tongemisch, das sich aus sehr vielen Einzeltönen zusammensetzt.

Grundton und
Obertöne

Sinustöne kommen in der Natur nur selten vor, Töne einer Blockflöte kommen ihnen am nächsten. Aber fast alle anderen Klangerzeuger bewirken komplexe Schwingungen, bei denen eine Grundschwingung von weiteren Schwingungen überlagert wird – den Obertönen. Harmonische Obertöne haben eine ganzzahlig vielfache Frequenz des Grundtons und bilden die so genannte Obertonreihe. Die anteilig harmonischen Obertöne und ihre jeweilige Intensität bestimmen unter anderem die Klangfarbe. Daneben sind Resonanzeigenschaften sowie verschiedene, die

Dynamik, Phasenlage und Räumlichkeit beeinflussende Komponenten für die Klangfarbe verantwortlich.

Aber auch bei zusammengesetzten Schwingungen entspricht jede Teilschwingung einer Sinusfunktion. Mathematisch lässt sich dies durch eine Fourier-Analyse darstellen, die komplexe Schwingungen in ihre Teilkomponenten zerlegt und als Spektrallinie zeigt. Auch unser Gehör führt eine solche Analyse durch.

Spektralanalyse

Aus den Faktoren Intensität, Klangfarbe und Rhythmus setzen sich eine Unzahl verschiedener Klänge und Geräusche zusammen. Während sich Intensität und Rhythmus klar definieren lassen, wird die Klangfarbe sehr subjektiv wahrgenommen und lässt sich nur schwer beschreiben. Denn jedes Schallereignis wird erst durch das Gehirn zu einer Wahrnehmung – und die ist von Mensch zu Mensch nun mal verschieden, besonders in unterschiedlichen Kulturkreisen. So fehlt dem Mitteleuropäer oftmals die Fähigkeit, die Schönheit beispielsweise indischer Musik zu verstehen. Mit der Harmonielehre wird zwar versucht, angenehme Klänge zu klassifizieren, wobei sie sich aber immer nur auf den jeweiligen Kulturkreis beziehen kann.

Wahrnehmung eines Klangs

Es gibt bestimmte Zusammenklänge von Tönen, die wir als angenehm und vertraut empfinden, andere wiederum kommen uns unangenehm und fremd vor. Man spricht dabei von Konsonanz und Dissonanz. Konsonanz bedeutet das Zusammenklingen zweier oder mehrerer Töne, das uns das Gefühl der Ruhe und Entspannung vermittelt. Dissonanz hingegen bezeichnet einen gespannten Klang, der geradezu nach einer Auflösung (Entspannung) drängt. Die Einschätzung, ob ein Zusammenklang als wohl- oder misstönend empfunden wird, ist zunächst kulturell bedingt, also durch die Hörgewohnheiten und das musikalische Umfeld.

Konsonanz und Dissonanz

Das Verhältnis entscheidet

Schwingt beispielsweise eine Saite, sind die Partialtonfrequenzen ganzzahlige Vielfache der Grundtonfrequenz. Einfache Längenteilungen der Saite liefern nun die reine Durtonleiter. Wohltönender Zusammenklang entsteht, wenn die Grundtonfrequenzen oder Saitenlängen in einfachen Zahlenverhältnissen zueinander stehen. Misstönend empfinden wir den Zusammenklang, wenn diese Quotienten komplizierter sind.

Lärm

Auch Lärm lässt sich nicht einfach mit physikalischen Werten beschreiben. Denn zusätzlich hängt die Lärm-Definition auch von physiologischen, psychologischen und soziologischen Faktoren ab. Was Lärm ist, ist also nicht eine Frage des Schallpegels, sondern, ob sich der Zuhörer davon gestört fühlt.

Und schon Wilhelm Busch wusste ja: „Musik wird oft als Lärm empfunden, weil sie mit Geräusch verbunden".

2. Das Wunder des Hörens

Evolution

DASS UNSER GEHÖR SO HOCH ENTWICKELT IST, HAT GANZ
PROFANE GRÜNDE: ÜBERLEBEN UND FORTPFLANZUNG.

Der Hörsinn hat sich durch natürliche Selektion herausgebildet: *Entstehung des*
Die Entwicklung dauerte rund fünfhundert Millionen Jahre von *Gehörs*
einer ersten undeutlichen Wahrnehmung eines Klangs bis zu
einem Gehör, das komplexe Zusammenhänge erfassen kann. Auf
dem Weg dorthin starben zahllose Arten mit schlecht entwickel-
tem Gehör aus, weil sie einen Angreifer zu spät bemerkten, Sexu-
alpartner schlechter fanden und versteckte Nahrung nicht so gut
aufspüren konnten.

Bei bestimmten akustischen Alarmsignalen reagieren wir noch *Alarm und*
heute unmittelbar mit Stresssymptomen, die für unsere Vorfahren *Stress*
sehr nützlich waren. Der Körper schüttet dann Adrenalin und
Noradrenalin in die Blutbahn aus und rüstet sich so für Kampf
oder Flucht. Dafür hat unser Organismus ein hochleistungsfähi-
ges System geschaffen, das in kürzester Zeit sehr viel Energie zur
Verfügung stellt und so das Reaktionsvermögen stark erhöht.
Diese entwicklungsgeschichtliche Bedeutung des Hörsinns ist
auch der Grund dafür, dass wir unsere Ohren nicht wie die Augen
einfach schließen können. Selbst im Schlaf sind die Ohren bereit,
Alarmsignale zu registrieren.

Unser Gehör besitzt einzigartige Fähigkeiten, die nirgends sonst *Unser Gehör ist*
anzutreffen sind. So hat die Evolution bei vielen Lebewesen wie *einzigartig*
Quallen, Tintenfischen oder Seesternen ganz auf den Gehörsinn
verzichtet und nur manche Insekten haben ein rudimentäres Hör-

system. Grillen tragen beispielsweise dünne Häutchen an den Vorderbeinen, die nur bei den Frequenzen in Schwingung geraten, die beim Zirpen entstehen und so ein bestimmtes Verhaltensmuster auslösen. Hier kann also nicht vom Hören im eigentlichen Sinn gesprochen werden.

Tiere sind nicht musikalisch

Besser ausgebildet ist dieser Sinn bei Singvögeln, die in der Lage sind, ein breites Frequenzspektrum zu analysieren. Ihnen fehlt jedoch die Möglichkeit, eine Melodie zu erkennen. Hören wir Menschen also in einem Vogelgesang eine Melodie, so ist das einzig und allein den Fähigkeiten unseres Gehirns zuzuschreiben, weil es viel komplexere Klangmuster verarbeiten kann. Vögel oder beispielsweise auch Wale sind nicht musikalisch.

Lautstärkenwahrnehmung

VON MÄUSEN, ELEFANTEN UND WOLKENKRATZERN – WIE MAN SICH DIE PRÄZISION DES GEHÖRS VORSTELLEN KANN.

Pegelumfang

Ob der Flügelschlag eines Schmetterlings oder ein Donner; das Ohr kann Lautstärken in einem großen Bereich hören. Dieser Pegelumfang ist beeindruckend – im hörbaren Bereich liegt er bei rund 120 Dezibel, der Schalldruck der Schmerzschwelle beträgt sogar etwa 140 Dezibel. Oben wurde ja bereits gezeigt, dass dieses enorme Größenverhältnis für die logarithmische Darstellung verantwortlich ist. Zum Vergleich: Die Dynamik im Hörbereich entspricht etwa dem Gewichtsverhältnis von einer Maus zu fünf Elefanten!

Empfindlichkeit

Die Empfindlichkeit ist dabei bis zum Optimum ausgereizt. Wäre das Ohr noch empfindlicher, könnte es keine weitere Information aufnehmen, sondern würde nur noch körpereigene Geräusche wie etwa das Rauschen des Bluts übertragen.

Gerade die Vorgänge im Ohr im Bereich der Hörschwelle sind besonders faszinierend, denn die Schwingungsamplituden der Innenohr-Strukturen bewegen sich hier in der Größenordnung weniger Atomdurchmesser. Die Stereozilien sprechen bereits bei einer Auslenkung von 0,3 Nanometer an – also 0,0000000003 Meter. Setzt man diese Größe wieder in ein Verhältnis, so würde sie etwa der Schwankung eines Wolkenkratzers um fünf Zentimeter entsprechen.

Kleinste Bewegung, große Wirkung

Die Art, wie wir Schall empfinden, hat natürlich auch Konsequenzen auf die Signalverarbeitung. 16 Bit bieten theoretisch eine Dynamik von 96 Dezibel, die jedoch praktisch nie ausgenutzt wird, da eine zu große Dynamik als unnatürlich empfunden würde. So beträgt sie beispielsweise bei normaler Sprache rund 30 Dezibel und der Ruhepegel selbst in ruhigen Räumen etwa 40 bis 50 Dezibel. Würde man also zusätzlich dazu Musik mit einer 96-Dezibel-Dynamik hören, so würde sehr schnell die Schmerzschwelle bei etwa 125 Dezibel erreicht. Um das zu vermeiden, verringert man durch Dynamik-Kompression den Umfang des ursprünglichen Signals.

Konsequenzen für die Signalverarbeitung

Psychoakustische Effekte

DIE FÄHIGKEITEN DES GEHÖRS – MEHR, ALS SICH DURCH PHYSIKALISCHE VORGÄNGE ERKLÄREN LASSEN.

Jedes Schallereignis lässt sich wie gezeigt physikalisch messen und mit den Werten für Frequenz, Dauer, Amplitude und Phase eindeutig beschreiben. Diese Werte sagen jedoch sehr wenig über den tatsächlich subjektiv gehörten Klang aus, denn verschiedene Phänomene im Innenohr, Vorgänge im Gehirn und dessen Filterfunktionen sind dafür verantwortlich. Und hier befin-

Subjektives Hören

det sich die Wissenschaft an der Grenze zwischen Physik und Psychologie.

Überlebenswich-
tige Aufgabe

Einige Effekte lassen evolutionstheoretische Schlüsse zu: Das Hören hatte ja für den Menschen eine überlebenswichtige Aufgabe. Als archaische Funktionen durchlaufen die Signale daher vor langer Zeit entstandene Areale in unserem Gehirn, in denen sich dann die Filterung und Bewertung der Signale abspielt.

Angewandte
Psychoakustik

Aber psychoakustische Effekte spielen auch in der Musik eine große Rolle, sowohl bei der Erzeugung von Musik als auch bei deren Wiedergabe. Man könnte Musik also auch als angewandte Psychoakustik beschreiben.

Tonhöhenwahrnehmung

DAS OHR LÖST INNERHALB EINES GROSSEN FREQUENZ-SPEKTRUMS EXTREM GENAU AUF

Vergleich
zum Auge

Im Gegensatz zum Auge vollbringt das Gehör wahre Meisterleistungen – auch wenn diese Tatsache in unserem visuell geprägten Zeitalter oftmals unterschätzt wird. Bereits minimalste Tonhöhenabweichungen werden registriert, während das Auge recht deutliche Unterschiede benötigt, um einen Farbunterschied zu bemerken. Wird zusätzlich eine gewisse Helligkeitsgrenze unterschritten, sehen wir zunehmend schwarz-weiß und rekonstruieren fehlende Farben bis zu einem gewissen Grad aus dem Gedächtnis. Zudem liegt das hörbare Frequenzspektrum bei einem jungen gesunden Ohr zwischen rund 16 und 16.000 Hertz. Das Spektrum entspricht also über 10 Oktaven, das Auge hingegen kann nur rund eine Oktave erkennen.

Das Ohr registriert bereits Frequenzunterschiede von 0,2 Prozent; verglichen mit einem Klavier ist die Auflösung damit rund 30 mal größer. Es konnte wissenschaftlich eindeutig belegt werden, dass diese hohe Frequenzauflösung im wesentlichen auf die Fähigkeiten des Innenohrs zurückzuführen ist. So, wie ein Prisma weißes Licht in seine Farbbestandteile zerlegt, teilt auch die Cochlea den Schall in seine spektralen Bestandteile.

Frequenz-auflösung

Frequenzen unterhalb 16 Hertz werden nicht mehr als Töne gehört, sondern als Vibrationen gefühlt. Übersteigt die Frequenz 16.000 Hertz, lässt sich auch hier nicht mehr vom Hören im eigentlichen Sinne sprechen. Um solchen Schall überhaupt wahrzunehmen, muss der Pegel sehr hoch sein, so dass bereits andere Sinnesmodalitäten angeregt werden.

Außerhalb des Hörbereichs

Um zu verstehen, wie der Mensch hört, wollen wir auch auf den Begriff der Hörfläche eingehen, denn damit wird der Bereich der akustischen Reize bezeichnet, die der Mensch ohne Schmerzen wahrnimmt. Sprache und Musik umfassen nur Teilbereiche der hörbaren Frequenzen und Schallpegel, die Hörschwelle liegt bei Geräuschen mit beispielsweise 4.000 Hertz viel niedriger als bei Geräuschen mit 20 Hertz. Allerdings steigt die Hörschwelle bei sehr hohen Frequenzen, die über 8.000 Hertz liegen wieder an, wir nehmen sie also erst wahr, wenn der Schalldruckpegel steigt.

Hörfläche

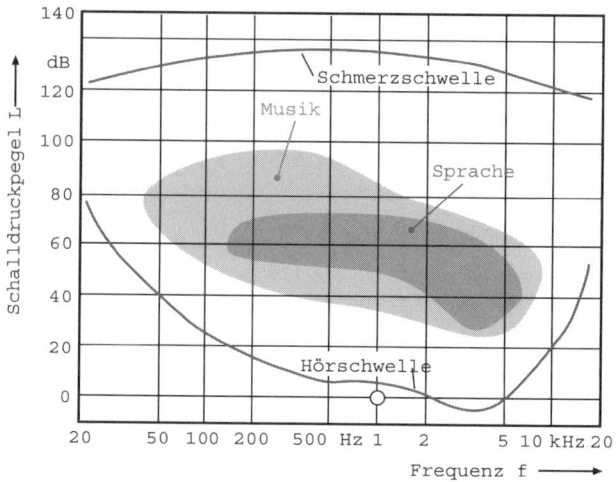

Die Hörfläche des menschlichen Gehörs

Fletcher-
Munson-Kurve
Mit Hilfe so genannter „Kurven gleicher Lautheit" oder Isophone lässt sich dieser Zusammenhang von Tonhöhe und wahrgenommener Lautstärke verdeutlichen. Dieser Effekt wurde von Herrn Fletcher Munson beschrieben, nach ihm werden die Kurven auch Flechter-Munson-Kurven genannt.

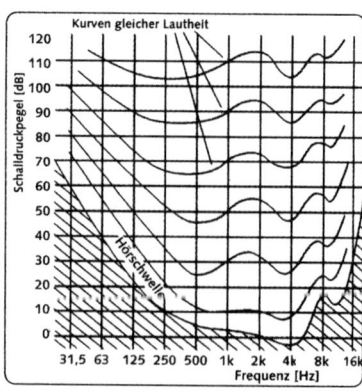

Jede „Kurve gleicher Lautheit" zeigt den Schalldruckpegel, der als gleich laut empfunden wird

Durchläuft ein Sinuston mit einem konstanten Schalldruckpegel – beispielsweise 80 Dezibel – den gesamten hörbaren Frequenzbereich, so empfindet ihn der Hörer keineswegs als gleich laut: Er wird mit steigender Frequenz zunächst lauter und ab 4.000 Hertz wieder leiser. Zum Beispiel empfinden wir ein zweigestrichenes A (880 Hz) mit einem Pegel von 40 Dezibel genauso laut wie ein großes A (110 Hz) mit 50 Dezibel. Noch eine Oktav tiefer, also bei 55 Hertz, benötigen wir bereits 65 Dezibel, um das gleiche Lautstärkeempfinden hervorzurufen. Diese Eigenschaft des Gehörs ändert sich zudem mit dem Schalldruckpegel: Bei lauten Signalen unterscheidet das Ohr Pegelunterschiede nicht so genau, wie bei leisen.

Unterschiedliches Lautstärke-empfinden

Besonders für das Musikhören ist nun wichtig, dass die Isophonen nicht parallel zueinander laufen, auch nicht zur 0-Isophone, also zur Hörschwelle. Das hat gravierende Konsequenzen für das Hören von Musik: In einem Konzertsaal beispielsweise hört der Zuhörer, der nah am Orchester sitzt, die Instrumente nicht nur insgesamt lauter als der weiter weg sitzende, sondern hat im Vergleich zu ihm auch ausgeprägtere Höhen und Tiefen. Ein Phänomen, dass bei Stereoanlagen oftmals durch einen „Leise-Ausgleich" (Loudness) korrigiert wird oder das dazu führt, dass die bekannte Dezibel-(A)-Gewichtsskala nur für mittlere Schallpegel adäquat ist.

„Leise-Ausgleich" oder Loudness

Richtungshören

KLEINSTE ABWEICHUNGEN ZWISCHEN DEM SINNESEIN-
DRÜCKEN DES RECHTEN UND LINKEN OHRS ERLAUBEN DIE
ORIENTIERUNG IN EINER DREIDIMENSIONALEN WELT.

Räumliche Ortung
Die räumliche Ortung eines Schallereignisses wird durch drei Faktoren ermöglicht: Intensität, Laufzeit und frequenzabhängige Beugung, die wiederum zu Intensitätsunterschieden führt.

Seitliche Schallquelle
Wenn Schall von einer seitlichen Schallquelle auf einen Menschen abgestrahlt wird, ergeben sich Unterschiede zwischen beiden Ohren. Einerseits ist die Intensität auf dem Ohr höher, das der Quelle zugewandt ist, andererseits erreicht der Schall aber dieses Ohr auch früher. Zusätzlich bildet der Kopf einen Schallschatten für hohe Frequenzen, der den Klangcharakter des Schalls beeinflusst. Das Gehirn ermittelt nun aus Laufzeitdifferenz, Klangnuancen und Phasenverschiebung ein räumliches Bild.

Tiefe Frequenzen lassen sich schwer orten
Dieser Effekt ist frequenzabhängig: Für tiefe Töne stellt der Kopf kein nennenswertes Hindernis dar, so dass die Ortung nur schwer möglich ist. Daher kann man Subwoofer-Boxen fast beliebig im Raum platzieren, denn für den Stereoeindruck sind überwiegend die Hochtöner zuständig.

Links und rechts
Dieses Prinzip macht man sich auch bei Stereoaufnahmen zu Nutze. So gibt es Stereofonieverfahren mit Intensität, Intensität und Laufzeit oder gar Intensität, Laufzeit und Abschattung, was beispielsweise Kunstkopfaufnahmen nutzen.

Vorne und hinten
Für das Vorne-Hinten-Hören spielt die Ohrmuschel eine wichtige Rolle, denn auch hier wird der Schall gebeugt und damit eine Klangänderung erzeugt. Bei der Richtungsortung in Median-

ebene, bei der keine Pegel- und Laufzeitdifferenzen zwischen den Ohren auftreten, kommt ihr eine ebenso große Bedeutung zu. Da aber jede Ohrmuschel einzigartig ist, kann auch ein Kunstkopf nur eine gewisse Annäherung an die Realität bieten. So kommt es beim Abhören einer Kunstkopfaufnahme häufig zu einer Verwechslung von vorne und hinten.

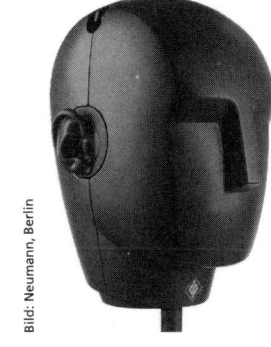

Bild: Neumann, Berlin

Der Kunstkopf der Firma Neumann nutzt zum Richtungshören Intensität, Laufzeit und Abschattung

Übrigens müssen Kinder das Richtungshören erst lernen, was sich recht schön beobachten lässt: Im ersten Lebenshalbjahr können sie kaum erkennen, wo eine Schallquelle liegt. Mit einem halben Jahr unterscheiden sie rechts und links und ungefähr zum zweiten Geburtstag ist die Entwicklung der Hörbahn abgeschlossen.

Richtungshören muß man lernen

Raumwahrnehmung

Ob Kammer oder Halle – Was die Erste Reflexion über den Raum verrät.

Strahlt eine Schallquelle in einem Raum allseitig einen Schallimpuls ab, so wird dieser an den Wänden, der Decke und dem Boden sowie von Objekten im Raum reflektiert. Die Art der Refle-

Reflexion an den Wänden

xion hängt dabei stark von der Oberflächenbeschaffenheit und Geometrie der einzelnen Flächen ab. Aus dem Verhältnis des Direktschalls und der ersten Reflexion erhalten wir einen Eindruck des Raums. Der Reflexion schließt sich dann ein Nachhall an, der genaueren Aufschluss über den Raum gibt. Außer der Verzögerung tragen auch Stärke und Richtung der ersten Reflexion zum Raumeindruck bei.

Reflexionsarmer Raum

Im reflexionsarmen Raum schwanken viele Menschen, da die Raumwahrnehmung auch Informationen an den Gleichgewichtssinn liefert. Und wenn behauptet wird, dass Blinde erkennen, wenn sie vor einem Abgrund stehen, so erscheint das zunächst unwahrscheinlich. Dies stimmt aber, denn auch hier ändert sich das Reflexionsverhalten, so dass sie die Raumänderung wahrnehmen.

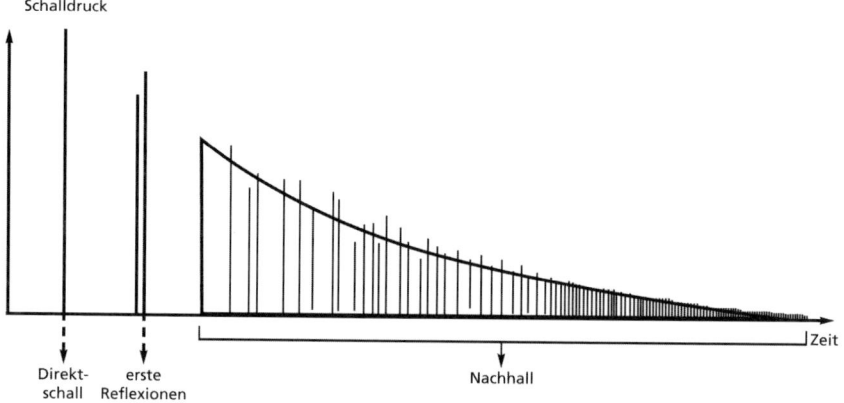

Aufbau eines Halls

Entfernungswahrnehmung

DER KLANG DES SCHALLS LÄSST UNS ENTFERNUNGEN
ERKENNEN.

Der wichtigste Hinweise auf die Entfernung einer Schallquelle ist *Tiefe Töne* der Verlust hochfrequenter Anteile, die bei der Übertragung *reichen weit* durch Luft rasch abnehmen. Tiefe Töne hingegen reichen enorm weit: Die Wellenlänge eines Signals mit 20 Hertz beträgt 17 Meter und die Reichweite viele Kilometer. So können wir beispielsweise Schiffssirenen auch noch hören, wenn das Schiff sehr weit entfernt ist. Aus Erfahrung lernt das Gehirn, wie sich Klänge in bestimmten Abständen anhören.

Maskierung

WARUM WIR UNTER UMSTÄNDEN GEWISSE TÖNE
NICHT HÖREN.

Unter Maskierung versteht man in der Psychoakustik das Phäno- *Töne über-* men, dass eigentlich im hörbaren Bereich liegende Töne nicht *decken sich* wahrgenommen werden, weil andere Töne oder Geräusche diese überdecken.

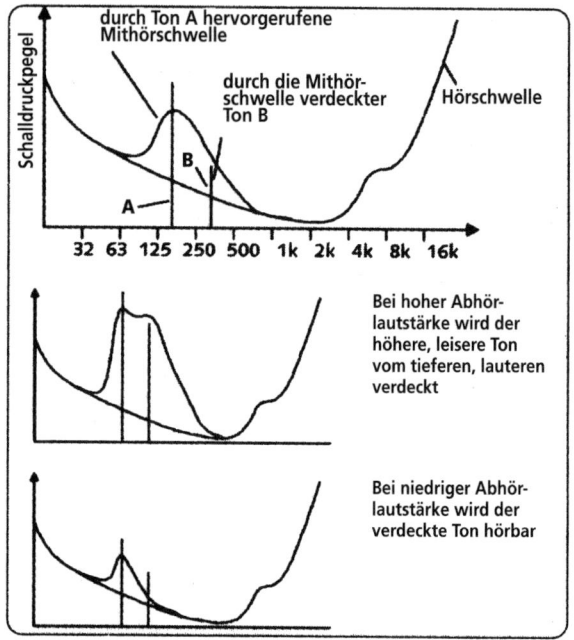

Verdeckungseffekt für zwei Sinustöne. Fällt ein Schallsignal unter die Mithörschwelle, wird es nicht wahrgenommen.

Mithörschwelle Auch bei Musiksignalen können wir nicht alles hören, was gespielt wird, denn jedes Schallsignal verändert die Hörschwelle. Die so neu entstehende Grenze des Hörempfindens wird Mithörschwelle genannt. Liegt ein zweites Schallsignal nun unter der vom ersten Signal verursachten Mithörschwelle, wird es also verdeckt. So kommt es auch, dass man das Telefonklingeln nicht hört, wenn gleichzeitig der Wasserkessel pfeift.

Cocktailparty-Effekt

WARUM MAN AUF EINER LAUTEN PARTY SEINEN
GESPRÄCHSPARTNER VERSTEHT.

Ein weiteres Beispiel ist der Cocktailparty-Effekt: Obwohl in einem *Verstehen*
Raum eine Vielzahl von Geräuschen auf den eine Partygast ein- *trotz Lärm*
wirken – Musik, das Klirren von Gläsern oder die Unterhaltung
einzelner Gruppen – kann er seinem Gesprächspartner folgen,
weil die Geräuschkulisse teilweise herausgefiltert wird. Das ist
zum einen natürlich eine Frage der Aufmerksamkeit, auf der
anderen Seite aber eine Leistung unseres Gehörs, das Störgeräusche anhand der Richtungsinformation ausblenden kann. Simuliert man eine Situation mit Stimmengewirr mit einem einzigen
Lautsprecher, dann verschwindet dieser Effekt.

Die Schalllokalisation hoher Frequenzen im Hirnstamm bietet eine *Ein Erklärungs-*
mögliche Erklärung für diesen Effekt: Hochtonschwerhörige Perso- *versuch*
nen können menschliche Stimmen nicht mehr lokalisieren und nicht
mehr verstehen, wenn mehrere Personen gleichzeitig sprechen.

Haas-Effekt

DAS OHR, DAS ZUERST HÖRT, BESTIMMT DIE WAHR-
GENOMMENE RICHTUNG – GANZ GLEICH, OB SIE STIMMT
ODER NICHT.

Zu den Phänomenen des menschlichen Hörens gehört auch der *Der erste*
Haas-Effekt, der nach Helmut Haas benannt ist. Er beschreibt, *Eindruck zählt*
dass Schall immer aus der Richtung zu kommen scheint, aus der
er das Gehör zuerst erreicht. Dies gilt sogar schon ab einer Millisekunde Abstand. Erst ab 60 bis 80 Millisekunden Verzögerung

nimmt das Ohr dann ein Echo wahr, vorher nur einen allgemeinen Halleindruck. Sogar nachfolgende Reflexionen, die bis zu 10 Dezibel lauter sind als der zuerst eintreffende Klang, werden bis zu 100 Millisekunden lang nicht als eigenständige Ereignisse empfunden.

Entfernungs-eindruck

Wie bereits erläutert, schätzen wir anhand der Reflexion eines Signals seine Entfernung ein. Ist die Schallquelle nah, erreicht den Hörer ein großer Anteil Direktschall. Ist hingegen die Schallquelle weiter entfernt, wird der abgegebene Schall mehr und mehr an Wänden reflektiert und es erreicht den Hörer vergleichsweise viel Hall. In einem schalltoten Raum scheint also eine Schallquelle immer unmittelbar nah zu sein. Und kommen Töne aus mehreren Lautsprechern in verschiedenen Abständen, erscheint uns die Schallquelle weiter weg.

Virtuelle Tonhöhenwahrnehmung

WIE UNSER GEHIRN FEHLENDE GRUNDTÖNE ERRECHNET.

Was fehlt, wird ergänzt

Besonders bei musikalischen Klängen wird die Tonhöhenwahrnehmung vom Abstand der Obertöne bestimmt. Je regelmäßiger er ausfällt, desto deutlicher ist die Tonhöhenwahrnehmung ausgeprägt. Bei Instrumenten, die nicht nur harmonische Obertöne – also ganzzahlige Vielfache der Grundfrequenz – erzeugen, lässt sich keine spezielle Tonhöhe wahrnehmen. Hierzu zählen beispielsweise Glocken oder Trommeln. Bei Instrumenten, bei denen der Grundton oder die untersten Harmonischen sehr schwach sind oder gar fehlen, wird der fehlende Grundton dagegen von Gehirn errechnet und als virtuelle Tonhöhe gehört. Bei Orgeln wird dieser Effekt gezielt zur Erzeugung eines sehr tiefen Klangeindruck genutzt.

Wenn wir Musik auf einem kleinen Radio hören, bildet unser Gehör auch aus den verbliebenen Komponenten einen Tonhöheneindruck, der dem fehlendem Grundton entspricht. Diese empfundene Tonhöhe wird von Gehör aus den spektralen Bestandteilen der einzelnen Klangkomponenten gebildet, die man als virtuelle Tonhöhe bezeichnet.

Kleiner Lautsprecher

Differenzton

DAS OHR ERZEUGT SELBST TÖNE, DIE WIR UNTER GEWISSEN UMSTÄNDEN HÖREN.

Beim Hören können Verzerrungen entstehen, die Kombinationstöne genannt werden: Mit zwei Stimmen kann eine dritte erzeugt werden, die im Ohr entsteht. Besonders deutlich hört man den kubischen Differenzton, wenn man zum Beispiel einen Ton spielt und einen zweiten dazu pfeift. Ist dieser ansteigend, nimmt man einen absteigenden Differenzton wahr.

Summen- und Differenztöne

Hermann von Helmholtz setzte sich bereits 1868 mit diesem Phänomen auseinander und machte das nichtlineare Verhalten des Mittelohrs für dieses Phänomen verantwortlich. Nach der Békésy-Theorie von 1928 dagegen war bei hohen Reizintensitäten die übersteuerte Basilarmembran dafür verantwortlich. Heute weiß man, dass durch die otoakustischen Emissionen und die Eigenbewegung der Haarzellen Kombinationstöne als Folge nichtlinearer Schallverarbeitung in den mikromechanischen Strukturen des Innenohrs entstehen.

Erklärungsversuche

Zwicker-Effekt, kritische Bandbreite

EINS UND EINS IST NICHT IMMER ZWEI.

Die Physik steht Kopf

Nimmt man zwei reine Sinusschwingungen annähernd gleicher Frequenz, so ist die wahrgenommene Gesamtlautstärke überraschenderweise geringer als die Summe der beiden Einzellautstärken. Bewegt man nun die beiden Frequenzen auseinander, dann bleibt die Lautstärke bis zu einem bestimmten Abstand konstant und steigt dann schnell an, bis wirklich die Summe der beiden Einzellautstärken erreicht wird. Dieser Abstand heißt die kritische Bandbreite oder auch Zwicker-Effekt.

Wichtig für Dissonanzen

Er spielt auch bei der Wahrnehmung von Dissonanzen eine Rolle: Zwei Sinustöne werden am stärksten als Dissonanz wahrgenommen, wenn ihre Frequenzen etwa ein Viertel der kritischen Bandbreite auseinander liegen. Bei größerer Entfernung nimmt das Gehör zwei getrennte Töne wahr (aber immer noch eine gewisse „Rauigkeit", solange sie innerhalb des kritischen Frequenzbands liegen), bei geringerer Distanz eher eine Schwebung.

Psychoakustik bringt Musik ins Web

Die Psychoakustik hat der Datenreduktion zum Durchbruch verholfen und die damit verbundene Möglichkeit, Musik im Internet zu übertragen, führte ja bereits zu einer Revolution in der Musikindustrie. Durch die Entfernung der Signalanteile, die das menschliche Ohr nicht wahrnimmt, konnte eine Datenreduktion auf ein Zwölftel erzielt werden. Dabei macht man sich die Trägheit des Gehörs und die Maskierung zu Nutze.

Trägheit bedeutet, dass wir tiefe Töne erst ab einer bestimmten Lautstärke hören, dagegen nehmen wir Töne im Bereich der menschlichen Stimme selbst bei geringer Lautstärke wahr. Daher ist das MP3-Kodieren in diesem Frequenzbereich am schwierigsten und es treten oft bei leisen Gesangspassagen Störgeräusche im MP3-Stream auf.

Maskierung – auch Verdeckung genannt – beschreibt die Überlagerung eines leisen Tons durch einen lauten. Eine Triangel, die einen kurzen, lauten Ton erzeugt, überdeckt also für einen kurzen Moment die leiseren, längeren Töne der Streicher. Die Streicher können für diesen kurzen Moment weggelassen werden, ohne dass die Klangqualität merklich darunter leidet.

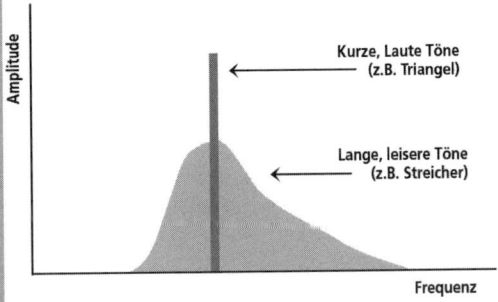

Psychoakustisches Phänomen Maskierung: Laute, kurze Töne überlagern leise, lange Töne und machen diese überflüssig. Ein Phänomen, das bei der Datenreduktion genutzt wird.

Exkurs 1: Geschichte der Musikpsychologie

SEIT ZWEIEINHALB JAHRTAUSENDEN FASZINIERT DEN
MENSCHEN DIE WIRKUNG VON MUSIK.

von Christian Allesch, Universität Salzburg,
Institut für Psychologie

Pythagoras und Platon erkennen Intervalle

Schon um etwa 500 vor Christus führten die Pythagoräer bestimmte Erlebnisqualitäten tonaler Strukturen auf die mathematischen Verhältnisse zwischen den Tönen zurück; Pythagoras wird die Entdeckung zugeschrieben, dass harmonische Intervalle die Folge besonders einfacher Saitenverhältnisse sind. Platon schrieb in seinem Dialog über den Staat der Musik ausdrücklich ethische Wirkungen zu und entwickelte einen genauen Katalog der gesellschaftlich zulässigen und der zu vermeidenden Tonarten und Musikinstrumente.

Was wir an Musik lieben

In der Spätantike ist etwa das Traktat *De musica* von Augustinus zu nennen, in dem sehr subtil zwischen rationaler Erfassung musikalischer Proportionen und psychologischer Wahrnehmung musikalischer Strukturen unterschieden wird: Augustinus stellt die Frage, was wir denn eigentlich an den sinnlich wahrnehmbaren Zahlenverhältnissen lieben, die den Wohlklang ausmachen. Wegen ihrer sinnlichen Wirkung bildete die Musik auch ein Streitthema der Kirchenväter, und bemerkenswerte Äußerungen über die „psychotrope" Wirkung von Musik finden sich auch bei den Theoretikern des frühen Mittelalters, etwa bei Boethius und Beda Venerabilis.

Leibniz und Fechner

Leibniz interpretierte zu Anfang des 18. Jahrhunderts das Musikerleben noch als ein „unbewusstes Zählen der Seele". Erst im 19. Jahrhundert wurden diese vorwiegend spekulativen Ansätze unter dem Eindruck der Physiologie durch stärker empirisch orientierte Zugangsweisen abgelöst. Die von Gustav Th. Fechner initiierte Psychophysik beispielsweise zielt darauf ab, Reizqualitäten und Empfindungsqualitäten in einen festen gesetzmäßigen Zusammenhang zu bringen. Das hat eine Reihe von Forschern inspiriert, die Gesetze des musikalischen Wahrnehmens und Empfindens im naturwissenschaftlichen Experiment aufzufinden.

Der bedeutendste Forscher und Theoretiker dieser Zeit ist Hermann von Helmholtz (1821-1894), der in seiner Schrift *Die Lehre von den Tonempfindungen* (1862) eine Resonanztheorie des Hörens entwickelt hat, die davon ausgeht, dass jeder Frequenz eines akustischen Signals und damit jeder Tonhöhe eine bestimmte Stelle des Innenohrs entspricht, die mit dem gehörten Ton wie ein Resonator mitschwingt. Auch wenn die Resonanztheorie in dieser Form heute nicht mehr aufrecht erhalten werden kann, so wurde damit doch der Grundstein für die Hörphysiologie gelegt, auf dem auch die heutige Psychoakustik noch in wesentlichen Grundzügen aufbaut.

Helmholtz

Einen weiteren Meilenstein in der Entwicklung der Musikpsychologie stellt die *Tonpsychologie* von Carl Stumpf (1848-1936) dar, der in Prag, München und Berlin wirkte. In den beiden Bänden der *Tonpsychologie* (1883/90) entwickelte er den Helmholtz'schen Ansatz sowohl durch Experimente als auch durch phänomenologische Beschreibungen weiter und versuchte, mit seiner „Verschmelzungstheorie" das Phänomen der Konsonanz zu erklären. An Stumpfs Berliner Institut wirkte auch Erich von Hornbostel, der mit seiner Phonogrammsammlung einen wichtigen Grundstein der kulturvergleichenden Musikforschung legte.

Musikpsychologie von Stumpf ...

Bedeutende Anstöße erhielt die Musikpsychologie auch aus der Gestalttheorie, von der auch der Berner Musikwissenschaftler Ernst Kurth beeinflusst wurde, der 1931 ein bedeutendes Werk

... und Kurth

über Musikpsychologie veröffentlichte. Weitere wichtige Schriften zur Musikpsychologie stammen von Géza Révész (1946) und Albert Wellek (1963), im amerikanischen Bereich von Carl E. Seashore (1968).

Kognitive Wende

In den 70er Jahren hat die so genannte kognitive Wende, die in der amerikanischen Psychologie den Behaviorismus ablöste, auch einen starken Forschungszweig in der Musikpsychologie initiiert. Musikwahrnehmung wird nun weniger als passive Reaktion auf musikalische Reize verstanden, sondern als aktiver Strukturierungsprozess. Ein Überblick über den aktuellen Forschungsstand zu diesem theoretischen Ansatz findet sich in der Neuauflage des von Diana Deutsch herausgegebenen Sammelbands *The Psychology of Music* (1999).

Exkurs 2: Absolutes Gehör

FLUCH ODER SEGEN? WIE ABSOLUTHÖRER EMPFINDEN.

Weniger als ein Prozent hören absolut

Nur sehr wenige Menschen – man rechnet mit einem kleinen Bruchteil eines Prozents der Bevölkerung – besitzen ein absolutes Gehör, auch wenn dieses Thema sehr oft diskutiert wird. Komponisten wie Mozart und Beethoven sollen Absoluthörer gewesen sein, die meisten anderen Komponisten und Musiker kommen aber auch sehr gut ohne absolutes Gehör zurecht – auch Schumann, Wagner oder Tschaikowsky.

Verständnis des Musiksystems

Absoluthören ist aber umgekehrt keine Garantie für Musikalität, denn sie setzt eine gewisse Beherrschung unseres Musiksystems voraus: Wer keine Noten lesen und kein Instrument spielen kann, kann sein absolutes Gehör nicht unter Beweis stellen. Spielt man jemandem, der ein absolutes Gehör hat, eine zufällige Note vor, kann er sie ohne zu zögern benennen, Fehler liegen – wenn sie überhaupt vorkommen – nur im Halbtonbereich. Jeder andere würde bei diesem Test zunächst überlegen und dann schließlich meist mehrere Halbtöne daneben tippen.

Gerade als Musiker ist ein absolutes Gehör auf der einen Seite praktisch, da man sein Instrument ohne Stimmgabel stimmen kann. Andererseits leiden diese Menschen auch, wenn eine Aufführung eines Musikstücks nicht in der richtigen Tonhöhe erfolgt. Zudem schrumpft die Cochlea mit dem Alter minimal, was zu einem Anstieg der Tonhöhenwahrnehmung führt. Menschen ohne absolutes Gehör bemerken diese kontinuierliche Veränderung nicht, ältere Absoluthörer beklagen aber, dass Stücke, die sie kennen, verstimmt klingen oder in der falschen Tonart erscheinen.

Segen und Fluch

Lange Zeit ist man davon ausgegangen, dass Absoluthörer sich von anderen vor allem durch ihr Langzeitgedächtnis für Tonhöhen unterscheiden. Inzwischen weiß man aber, dass auch die meisten von uns Normalhörern ein recht gutes Langzeitgedächtnis für Tonhöhen haben. Ein geübter Musiker kann sich beispielsweise eine besondere Tonhöhe merken und wenn man ihm eine andere vorspielt, kann er diese in Relation zu der seiner „inneren Stimmgabel" setzen und daraus die Tonhöhe bestimmen – allerdings benötigt er etwas Zeit dazu. Einen echten Absoluthörer erkennt man nun nicht nur an der niedrigen Fehlerrate, sondern auch und vor allem an der niedrigen Reaktionszeit. Je schneller also die Wiedererkennung, desto größer die Wahrscheinlichkeit eines absoluten Gehörs.

Gedächtnis für Tonhöhen

Zu der Langzeitrepräsentation von Tonhöhen muss offensichtlich auch die feste Assoziation von Notennamen kommen. Diese wird im Vorschulalter wesentlich leichter erworben als später – ein absolutes Gehör lässt sich im Erwachsenenalter also offensichtlich

Tonhöhe und Notennamen

nicht mehr erwerben. Forschen meinen nun mit Hilfe modernster bildgebener Verfahren den Sitz des absoluten Gehörs in der linken Gehirnhälfte gefunden haben. Das ist allerdings die Seite, die sich nicht mit Musik, sondern mit Sprache beschäftigt.

Ein Hund jault auf „Es"

In seinem Buch „Das wohltemperierte Gehirn" beschreibt Robert Jourdain sehr anschaulich, wie ein Absoluthörer empfindet:

„Für Menschen mit absolutem Gehör hat jeder Ton eine eigene Persönlichkeit. Ein Hund jault auf Es, die Klimaanlage brummt in fis-Moll und am Singen der Autoreifen kann er die genaue Geschwindigkeit ablesen.

Im Optimalfall verleiht ein absolutes Gehör jedem Ton eines Akkords eine genau abgrenzbare Eigenständigkeit – wie Pfirsiche, Birnen oder Pflaumen in einer Obstschale. D hat eine eigene „D-Aura", G eine „G-Aura", die so untrennbar zu einem Klang gehört wie die Farbe Weiß zum Schnee. Einige Menschen mit absolutem Gehör weisen Tonarten wie g-Moll oder Fis-Dur einen eigenen Charakter zu. Obwohl es in westlichen Tonsystemen ohnehin nur zwölf Töne gibt, haben die meisten Menschen Schwierigkeiten zwölf charakteristische Eigenschaften in ihnen zu finden. Wir sind mit einer Art Farbenblindheit für Klänge geschlagen."

Exkurs 3: Das Geheimnis der gregorianischen Gesänge

Wir sprachen mit Sebnem Yavuz, der wissenschaftlichen Leiterin des Kölner Instituts für Gregorianik-Forschung, die den Ursprung des gregorianischen Gesangs erforscht und zu neuen, der bisherigen Lehrmeinung widersprechenden Ergebnissen kam.

In ihrer neuen Theorie geht sie davon aus, dass es eine Vorform von mystisch-spirituellen Gesängen mit tief greifender Wirkung gegeben hat, die der römische Staatsmann und Philosoph Boethius im 6. Jh. entwickelte. Da die boethianischen Gesänge aber unter anderem dem Dogma der weströmischen Kirche widersprachen, kam Boethius in Konflikt mit Papst Vigilius und wurde zusammen mit seiner Gruppe gefangen gesetzt und hingerichtet. Die Gesänge wurden verboten und

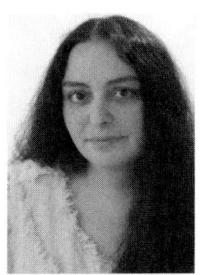

Sebnem Yavuz erforscht die Ursprünge des gregorianischen Gesangs.

die Geschichtsschreibung entsprechend gefälscht. Einige Jahrzehnte später nahm Papst Gregor diese Melodien auf und arbeitete sie für die kirchliche Liturgie zu den gregorianischen Gesängen um.

Wenn die boethianischen Gesänge von der weströmischen Kirche verboten wurden, müssen sie ja eine enorme Wirkung gehabt haben. Können Sie diese kurz erläutern?

Yavuz: Sie hatten tatsächlich eine enorme Wirkung. Die boethianischen Gesänge waren religiöse Gesänge, die von Boethius ganz gezielt entwickelt wurden, um dem Menschen das Einswerden mit der göttlichen Schöpfung, mit dem Kosmos erfahrbar und erlebbar zu machen. Sie konnten bis zur Transformation des Bewusstseins führen.

Ist es nach so langer Zeit überhaupt möglich, die originale Version der Gesänge wiederherzustellen?

Yavuz: Ja. Die ersten rekonstruierten boethianischen Gesänge liegen bereits vor. Grundlage für die Rekonstruktion sind die gregorianischen Gesänge. Es gibt bestimmte Sonderzeichen innerhalb der Neumen, der alten Notenschrift, deren Bedeutung bis heute noch nicht richtig erkannt wurde und die unter anderem kleine Verschlüsselungen beinhalten. Löst man diese auf, so ergibt das eine andere Melodie.

Wichtig ist auch die Aufführungspraxis. Die boethianischen Gesänge waren keine Männergesänge, sondern wurden von Männern, Frauen und Kindern gesungen. Als besonderer gesanglicher Effekt war an bestimmten Stellen Obertongesang vorgesehen. Dies alles lässt sich durchaus wieder herstellen.

Und durch welche musikpsychologischen Effekte lässt sich die Wirkung der boethianischen Gesänge erklären?

Yavuz: Boethius war seinerzeit einer der sehr wenigen, außerordentlich gebildeten, westlichen Gelehrten, dem das gesamte antike Wissen zugänglich war. Er ging sehr systematisch vor und baute seine Melodien basierend auf mathematisch-physikalischen Erkenntnissen auf.

Einige Aspekte, die zur besagten Wirkung beigetragen haben sind:
Die boethianischen Melodien sind nach der mathematischen Formel 3 + 2 Neumen aufgebaut, die den goldenen Schnitt beinhaltet und natürlich auch eine entsprechende Zahlensymbolik aufweist.
Ebenso systematisch baute Boethius sein Tonartensystem auf. Der Chor sang sich zu Beginn sehr intensiv und sehr lange in den Grundton ein, um diese Frequenz auch körperlich vollständig aufnehmen zu können.
Als besondere Technik war Obertongesang an bestimmten Stellen vorgesehen. Heute ist die physiologisch heilende Wirkung von gezielt eingesetzten Obertönen beziehungsweise Obertongesang empirisch erwiesen.

Wenn Sie den Schlüssel zu dieser Musik gefunden haben – denken Sie, das wird Auswirkungen auf heutige Musikrichtungen haben?

Yavuz: Musik ist wie jede andere Kunst etwas Lebendiges. Selbstverständlich entwickelt sie sich weiter. Die westliche Musik hat sich beispielsweise zur Dur-Moll-Tonalität und zum klanglichen Ideal der wohltemperierten, gleichschwebenden Stimmung hin entwickelt. Im 20. Jahrhundert wurde beides wieder aufgebrochen.

Ich könnte mir sehr gut vorstellen, dass sich die Komponisten zurück auf die alten Tonskalen und Stimmungen – beispielsweise die pythagoreische – besinnen, denn die Musik entwickelt sich meiner Meinung nach in eine Richtung, wo wieder das Klangideal der „reinen" Stimmung gesucht wird – natürlich eingebunden in eine neue Form und neue Ästhetik.

3. Physiologie und Hörvorgang

Jedes Ohr besteht aus drei Einheiten: dem äusseren Ohr, dem Mittel- und dem Innenohr.

Was passiert also, wenn eine Schallwelle auf unseren Kopf trifft, wie funktioniert das Ohr und welche Aufgaben übernehmen die einzelnen Komponenten.

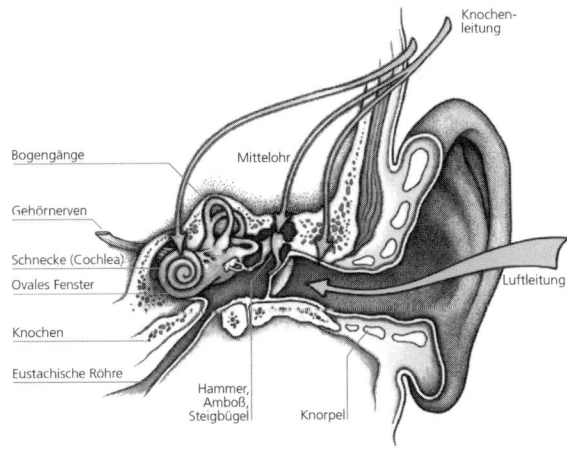

Das Zusammenspiel von Trommelfell, Gehörknöchelchen und Innenohr.

Äußeres Ohr

Was wären wir eigentlich ohne Ohrmuschel?

Die Ohrmuschel ist so individuell wie ein Fingerabdruck und entgegen der früheren Annahmen spielt sie eine wichtige Rolle beim Hören: Sie verbessert das Richtungshören durch Reflexion sowie

Wie ein Fingerabdruck

Abschattung und macht das Hören in Medianebene überhaupt erst möglich. Jeder kann dies mit einem einfachen Test versuchen: Wenn man die Augen schließt und die Spitze der Ohrmuschel mit den Fingern umklappt, wird es schwieriger, die Richtung festzustellen, aus der Schall kommt.

Verändert hohe
Frequenzen

Unsere Ohrmuscheln sind allerdings zu klein, um niederfrequente Klänge zu reflektieren, sie verstärken lediglich Komponenten hoher Frequenzen, was dazu führt, dass Klänge immer etwas heller klingen, als sie eigentlich sind. Aber das ist besonders für die Sprachwahrnehmung sinnvoll. Zusätzlich hilft die Ohrmuschel auch, Windgeräusche zu unterdrücken.

Hier werden also Schallwellen aufgenommen, die zuvor von den Schultern reflektiert und vom Kopf abgeschattet wurden. Über die Ohrmuschel erreicht die nun vorverarbeitete Schallwelle das Gehör.

Äußerer Gehörgang

Vorsicht vor Wattestäbchen!

Ohrenschmalz
schützt

Der Gehörgang ist etwa drei Zentimeter lang und leicht S-förmig gebogen. In der ersten Hälfte des Gehörgangs produzieren Drüsen das so genannte Cerumen, das besser unter dem Namen Ohrenschmalz bekannt ist. Und da der Körper keine Anstrengung umsonst auf sich nimmt, hat es auch eine wichtige Bedeutung: Ähnlich wie die Tränen des Auges ist es für die Reinigung des Gehörgangs zuständig. Es umschließt eingedrungenen Schmutz und befördert ihn nach außen, es ist sogar in der Lage, Bakterien abzutöten. Mittlerweile steht auf jeder Packung Wattestäbchen – die im Volksmund immer noch

Ohrenstäbchen genannt werden – der Warnhinweis, dass sie nicht in den Gehörgang eingeführt werden dürfen. Zu recht, denn nur ein kleiner Teil des Cerumen kann damit entfernt werden, der Rest wird zusammengepresst und vor das Trommelfell geschoben. Bei zu starkem Druck des Stäbchens kann sogar das Trommelfell verletzt werden. Die Hauptkomplikation ist allerdings der Funktionsverlust der Härchen im äußeren Gehörgang durch das gepresste Cerumen oder ein Hörstörung durch Verschluss des Gehörgangs. Eine Reinigung sollte – wenn sie überhaupt erforderlich ist – also nur der HNO-Arzt durchführen.

Trommelfell

Wo Schall zu Schwingung wird.

Hat der Schall seinen Weg durch den Gehörgang genommen, erreicht er das Trommelfell. Hier wird die Druckwelle, die sich in Luft fortpflanzt, in eine mechanische Bewegung übertragen. Eine in drei Schlichten aufgebaute Membran setzt den Schall in Schwingung um.

Mechanische Bewegung

Mittelohr

Wie die Evolution das Problem der Reflexion gelöst hat.

Direkt hinter dem Trommelfell befindet sich das Mittelohr, das sich im physikalischem Sinn als Impedanzwandler beschreiben lässt, der Reflexionen beim Übergang vom Luft- zum Flüssigkeitsschall minimiert. Es ist luftgefüllt und überträgt den Schall an das

Impedanzwandler

flüssigkeitsgefüllte Innenohr. Flüssigkeiten reflektieren aber den Schall sehr gut, wie man leicht selbst in der Badewanne feststellen kann: Taucht man unter Wasser, so wird Schall zum Beispiel von einem Radio sehr stark gedämpft, weil er von der Wasseroberfläche reflektiert wird. Daher ist zur besseren Schallübertragung der aufwendige Mechanismus des Mittelohrs vor das Innenohr geschaltet. Drei winzige Knochen übernehmen diese Aufgabe: Hammer, Amboss und Steigbügel.

Hammer, Amboss und Steigbügel

Hammer und Amboss bilden eine Funktionseinheit und sind durch Bänder im Mittelohr verankert. Diese Befestigung bildet die Achse, um die sich die Knöchelchen bewegen können. Der „Griff" des Hammers ist mit dem Trommelfell verbunden, er nimmt Schwingungen auf und überträgt sie über den Amboss an den Steigbügel. Der Ausschlag beträgt bei manchen Frequenzen lediglich ein Hunderttausendstel Millimeter. Da das Trommelfell eine 20- bis 30-mal größere Grundfläche besitzt als der Fuß des Steigbügels, wird so der Druck der Schallwellen verstärkt: Die Kraft, die hier einwirkt, konzentriert sich auf einen viel kleineren Punkt und ist daher stark gebündelt.

Druckausgleich

Für eine Belüftung des Mittelohrs sorgt die Eustachische Röhre, auch Tube oder Ohrtrompete genannt. Von ihrer Existenz erfahren wir beispielsweise im Flugzeug oder Aufzug. Da sie das Mittelohr mit dem Nasen-Rachen-Raum verbindet, lässt sich das Druckgefühl bei plötzlicher Änderung des Außendrucks durch Kauen oder Gähnen beseitigen. Bei Erkältungskrankheiten kann diese Röhre durch eine Schwellung verschlossen sein, was dann zu einem unangenehmen Ohrendruck und Hörstörungen führt. Diese Störung ist vor allem bei Kleinkindern zu gewissen Jahreszeiten sehr häufig   bis 50 Prozent der Kinder sind betroffen. Sie kann, wenn es zur Flüssigkeitsabsonderung im Mittelohr kommt, zu Hörstörungen mit bis 40 Dezibel Schwellenerhöhung führen.

Innenohr

VON DER MECHANISCHEN SCHWINGUNG ZUM ELEKTRISCHEN IMPULS

Den Übergang vom Mittelohr zum Innenohr bildet das ovale Fenster; *Schnecke oder* das darunter liegende „runde Fenster" dient dem Druckausgleich im *Cochlea* Innenohr. In einer Raum von rund einem Zentimeter Durchmesser befindet sich das schneckenförmige Innenohr, das nach seinem lateinischen Namen auch Cochlea genannt wird. Es misst bei Erwachsenen rund 3,5 Zentimeter und ist zweieinhalb mal gewunden. Hier werden die Schallwellen in eine Nervenerregung umgewandelt, die an das Gehirn geleitet wird. Das Innenohr ist mit einer klaren Flüssigkeit, einer Lymphe, gefüllt. Es liegt im Felsenbein, das seinen Namen auf Grund der hohen Festigkeit der umgebenen Knochen trägt. Hier findet sich auch das Gleichgewichtsorgan (Vestibularapparat), das aus einem Säckchen und drei Kanälen besteht, die rechtwinklig zueinander angeordnet sind. Jeder Kanal ist für eine Ebene des Raums zuständig: Höhe, Breite und Tiefe.

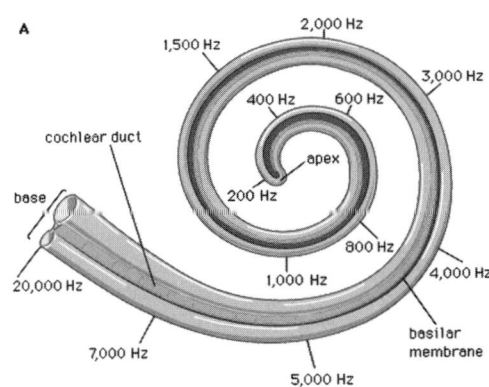

Hohe Töne verursachen die maximale Auslenkung an der Basis der Cochlea. Tiefe Töne hingegen laufen weit in sie hinein.

Basilarmembran und Haarzellen

Aber zurück zur Cochlea: In den Windungen der Schnecke spannt sich wendeltreppenartig die so genannte Basilarmembran auf. Auf ihr stehen in ganz bestimmten Gruppierungen viele Tausende von Haarzellen – ihr Abstand zueinander beträgt lediglich ein Hundertstel Millimeter. Eine solche Gruppe wird nach ihrem Entdecker, dem Italiener Corti, Cortisches Organ genannt. Es ist ebenso spiralförmig und lediglich 32 mm lang und 0,2 breit – etwa so groß, wie zwei kurze Haare nebeneinander.

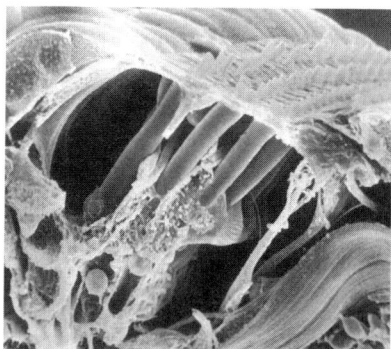

Unter dem Rasterelektronenmikroskop sieht man, wie filigran das Cortiorgan aufgebaut ist. Hier ist es präpariert, so dass die Tektorialmembran fehlt.

Mit freundlicher Genehmigung von Prof. Janssen

Wandlung in elektrische Impulse

Hier wird die mechanische Schwingung in elektrische Impulse umgewandelt, die dann im Gehirn verarbeitet werden können. Und das funktioniert folgendermaßen: Beim Hören erzeugt der Steigbügel Wellen in der Lymphe und damit Auf- und Abwärtsbewegungen der Basilarmembran. Auf jeder der rund 16.000 Haarzelle sitzen, je nach ihrer Lage rund 30 bis 150 Stereozilien, die die Bewegung an die Haarzellen weitergeben. Dabei sind gewisse Bereich jeweils für bestimmte Frequenzen zuständig.

Wanderwelle in der Schnecke

Beim Hören läuft nun eine Wanderwelle durch die Schnecke, in der alle Informationen über den eingetroffenen Schall enthalten sind. Hohe Töne verursachen die größte Auslenkung bereits an der Basis der Schnecke, während tiefe Töne sehr weit in sie hineinlaufen und hier die Hörzellen stimulieren. Diese wiederum setzen die Bewegung dann in Nervenimpulse um und leiten sie über den Hörnerv an das Gehirn weiter.

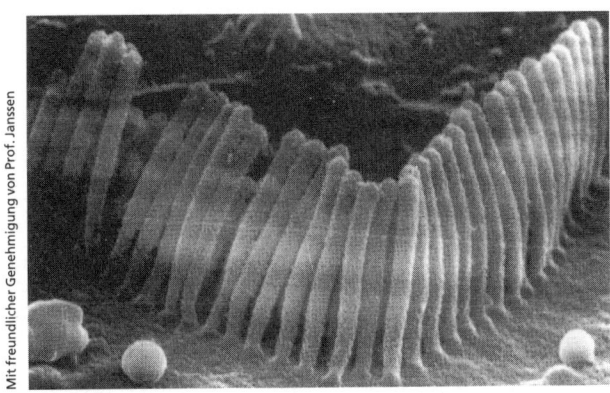

Mit freundlicher Genehmigung von Prof. Janssen

Bei einer Vergrößerung von 1:2.000 erkennt man sehr schön die einzelnen Stereozilien.

Im Gegensatz zu vielen anderen Zellen kann der Körper aber die Hörzellen leider nicht erneuern. Das Innenohr wird schon während der Schwangerschaft komplett angelegt und wächst praktisch nicht mehr. Rund drei Monate vor der Geburt ist es fertig entwickelt und funktionsfähig.

Hörzellen erneuern sich nicht

Verstärkung durch Haarzellen

Das Ohr verstärkt den Schall und erzeugt so selbst ein akustisches Signal.

Doch die physikalischen Eigenschaften der Schnecke, die für das Entstehen der Wanderwellen verantwortlich sind, erklären nicht

Eigenbewegung der Hörzellen …

allein die hohe Sensitivität und Trennschärfe des Gehörs. Die Evolution hat diesen Mechanismus noch weiter verbessert: Die äußeren Hörzellen verstärken die Schwingungen bis um das Hundertfache, indem sie sich selbst aktiv bewegen.

...verstärkt und schützt

Durch diesen Mechanismus entsteht eine höhere Empfindlichkeit bei geringen Lautstärken und eine bessere Tonhöhenwahrnehmung. Auf der anderen Seite kann durch diese Funktion auch die Schwingungsamplitude bei lauten Signalen (oberhalb von Schalldruckpegeln von rund 80 – 100 Dezibel) durch die aktiven Prozesse der äußeren Haarzellen gedämpft werden, um so das Innenohr zu schützen.

Eigenbewegung kann gemessen werden

Die minimalen Auslenkungen erzeugen selbst wieder einen Schall, der – vielfach verstärkt und gefiltert – gemessen wird und Aufschluss über eine eventuelle Schädigung der Hörzellen geben kann. Aus Forschungsergebnissen lässt sich schließen, dass offensichtlich die inneren Hörzellen für die eigentliche Aufnahme der akustischen Signale zuständig sind. Die äußeren hingegen steuern die Biomechanik des Innenohrs und damit die Auslenkung der Basilarmembran.

Filter der elektrischen Impulse

Auf dem Weg von den Haarzellen zum Gehirn werden die elektrischen Impulse durch die Nerven in der Hörbahn praktisch gefiltert. Dies geschieht zum Teil bewusst, zum Teil unbewusst. So werden unwichtige Informationen so weit unterdrückt, dass sie nicht mehr vollständig ins Bewusstsein treten. Einige dieser Filter-Effekte sind bereits im Kapitel über psychoakustischen Effekten beschrieben.

Hörnervfasern

Die Hörnervfasern verzweigen sich vereinfacht dargestellt in drei Abschnitte: Zwei dienen der Ortung, der dritte analysiert vermutlich die Frequenzkomponenten. Dabei existiert für jedes

Einzelneuron eine bestimmte Reizfrequenz, bei der es mit einer Übertragung durch ein so genanntes Aktionspotenzial antwortet. Die Intensität des Reizes wird dabei im Wesentlichen durch die Entladungsrate und die Anzahl der erregten Neuronen verschlüsselt.

Gehirn

NUR EIN GEHIRN KANN HÖREN.

Diese Reize gelangen zum Hirnstamm, der zwischen Rückenmark und Großhirn liegt und wichtige Funktionen bei der Signalverarbeitung übernimmt. Er leitet die Signale weiter, bis sie schließlich in der Hörrinde ankommen, die dann die Information verarbeitet. Spezielle Abschnitte der Großhirnrinde vergleichen sie mit bereits bekannten und gespeicherten Signalen. Bis zu diesem Punkt aber hat das Gehirn schon viele Parameter ausgewertet, wie beispielsweise die Laufzeitdifferenz zwischen beiden Ohren, die ja eine räumliche Ortung erlaubt. Es hat aber auch geklärt, ob es sich um eine bekannte oder unbekannte Schallquelle handelt, die eventuell eine Gefahr bedeuten könnte. Vom Schallereignis bis zu dem Punkt, an dem uns bewusst wird, dass wir etwas hören, liegen also zahlreiche Verarbeitungsstationen.

Verarbeitung im Gehirn

Es ist wirklich erstaunlich, wie effektiv das Gehirn den ankommenden Schall auswertet, Muster erkennt - etwa eine bestimmte Melodie - und darauf reagiert. Jede Verarbeitung und Weiterleitung von Information kostet aber Zeit, so dass unser Bewusstsein der Realität immer um rund eine Drittel Sekunde nachhinkt. Nur so hat das Gehirn eine Chance, aus der Datenflut der Sinneswahrnehmung die wichtigen herauszufiltern. Über 99,9 Prozent aller Daten schließlich gelangen nie in

99,9 % kommt nicht an

unser Bewusstsein, so dass wir uns auf einzelne Dinge konzentrieren können und trotzdem ständig eine akustische Beobachtung der Umwelt stattfindet.

Und die Emotion? Aber auch damit lassen sich emotionale Empfindungen – gerade beim Musikhören – nicht erklären. Man muss also noch genauer die Prozesse im Großhirn betrachten. Es besteht aus zwei Teilen: der rechten und linken Hemisphäre, die über Nervenstränge verbunden sind. Die linke ist für rationale und analytische Aufgaben zuständig und enthält zusätzlich zur üblichen Hörrinde Zentren für die Erzeugung und Entschlüsselung von Sprache – also das motorische und sensorische Sprachzentrum. Bei der rechten Hemisphäre stehen ästhetische und künstlerische Aspekte im Vordergrund und sie ist daher zum Beispiel für die Musik zuständig. Schall wird also in beiden Hemisphären verarbeitet, Sprache jedoch nur in der linken. Das Großhirn verarbeitet demnach nicht nur einfach Schall, sondern gibt ihm einen Sinn und ein Gefühl.

Knochenleitung

WARUM DIE EIGENE STIMME AUF TONBAND ANDERS KLINGT.

Der direkte Weg Neben der bisher beschriebenen Schallübertragung, die Luftleitung genannt wird, überträgt jedoch auch der gesamte Schädelknochen direkt an das Innenohr. Dies wird besonders bei der eigenen Stimme deutlich: Beim Sprechen gelangt der Schall nicht nur über die Luft zum Ohr, sondern zusätzlich direkt durch den Kopf. So hört man sich sowohl über den Gehörgang als auch über die Knochenleitung, wodurch sich das Frequenzspektrum ändert. Aus diesem Grund erscheinen Aufnahmen der eigenen Stimme so fremd, da hier der Anteil der Knochenleitung fehlt.

4. Problem: Lärm

LÄRM IST RELATIV UND HÄNGT NICHT ALLEIN MIT DER
LAUTSTÄRKE ZUSAMMEN.

Keiner von uns würde mit offenen Augen länger als nötig in die Sonne schauen, denn sie fangen an zu brennen und zu tränen. Das Ohr ist dagegen wie wir beim Thema Evolution gesehen haben, allzeit bereit, Informationen aufzunehmen, um uns vor möglichen Gefahren zu warnen. Es hat daher praktisch keinen Schutzmechanismus und ist damit auch schädlichen Faktoren ausgesetzt.

Ohren hören immer

Tatsächlich liegt heute das Problem darin, dass Musik durch die technischen Fortschritte auch laut gut klingt. Das gilt sowohl für Walkmen als auch für PAs. Und was gut klingt, wird nicht als gefährlich eingestuft. Entsprechend stellen fast alle Walkman-Hörer die Lautstärke zu hoch ein, wie eine Studie zeigte.

Guter Sound ist eine Gefahr

Per Definition wird Lärm als „unerwünschter Schall" bezeichnet und bei den Auswirkungen wird zwischen der Wirkung auf das Gehör (aural) und auf den übrigen Organismus (extraaural) unterschieden. Nach einer einmaligen Beschallung mit über 130 Dezibel oder nach jahrelanger täglicher Belastung mit über 85 Dezibel können irreversible Schäden des Innenohrs auftreten. Dabei kann natürlich die Angabe in Dezibel-Werten keine Aussage über die Empfindungen des Hörenden geben, da diese sehr stark von der Sozialisation und dem ganz individuellen Geschmack abhängen.

Definition Lärm

Gerade beim Thema Musik lässt sich dies sehr einfach nachvollziehen: Spielt man einem Klassikliebhaber beispielsweise Techno vor, so wird er diese Musik auch bei geringen Lautstärken als

Wahrnehmung ...

Lärm bezeichnen, während der Techno-Fan die Anlage erst richtig aufdreht, um seinen Hörgenuss zu bekommen.

und Reaktion sind unterschiedlich

Tatsächlich reagiert der Körper auch unterschiedlich auf erwünschten und unerwünschten Schall. Dazu wollen wir hier bereits kurz die temporäre Vertäubung, auch Temporary Threshold Shift (TTS) genannt, vorstellen, bei der sich nach starken Lärmbelastungen kurzzeitig die Hörschwelle ändert. Experimente zeigten nun, dass als angenehm empfundener Schall eine etwas geringere TTS nach sich zieht. Die Ergebnisse lassen jedoch leider nicht den Schluss zu, dass angenehmer Schall ungefährlicher als unangenehmer wäre.

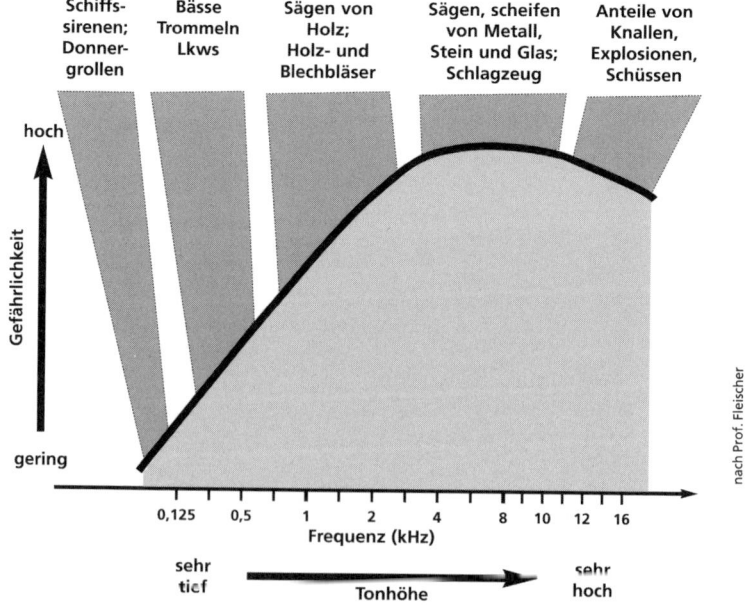

Die Gefahr steigt mit der Lautstärke und Tonhöhe.

Lärm – gegenübergestellt
- Eine Sekunde Presslufthammer entspricht einer Stunde Rasenmähens.
- Fährt ein Krankenwagen mit Sirene vorbei, entspricht dies 50.000 PKW.
- Der Knall einer Kinderpistole in Ohrnähe liefert denselben Messwert wie alle Starts und Landungen auf dem Frankfurter Flughafen im Laufe eines Jahres.

nach Prof. Fleischer

Lärm und Lebensqualität

STRESS, AGGRESSIONEN UND SCHLAFSTÖRUNGEN

Der Rest Steinzeitmensch, der noch in uns steckt, ist dafür verantwortlich, dass unser Körper mit Stresssymptomen auf Lärm reagiert. Sobald 80 Dezibel überschritten werden, steigen Adrenalinspiegel und Blutdruck, Magen und Darm arbeiten langsamer, die Pupillen werden größer, die Haut blasser – egal, ob das Geräusch als störend oder angenehm empfunden wird. Denn unbewusst reagieren wir so, also würde jedes laute Geräusch Gefahr signalisieren. Unser Problem besteht heute nun aber darin, dass dem Stress kein Austoben – also Flucht oder Kampf – folgt. Häufig fressen wir also den Stress in uns hinein. Kurzfristig werden wir aggressiv und gereizt, leiden häufiger unter Schlafstörungen oder Migräne. Werden wir über Jahre lästigem Lärm ausgesetzt, kann dies tatsächlich auch andere Bereiche unseres Organismus schädigen.

Lärm verursacht Stress ...

Untersuchungen haben gezeigt, dass zwar die Leistungsfähigkeit unter Lärm meist nicht abnimmt, er allerdings psychisch stark belastet. Unter Lärm muss man sich viel stärker konzentrieren und er vermindert die Kreativität. Nach einem lauten Arbeitstag kommt man total erschöpft und ausgelaugt nach Hause.

und belastet psychisch

Probleme durch Dauerlärm

DER EINDRUCK VON EINEM LÄRMGESCHÄDIGTEN
GEHÖR ENTSPRICHT ETWA DEM EINES ALTEN
TRICHTERGRAMMOFONS.

Dauerlärm
schädigt

Kriterien bei der Ausbildung einer Lärmschädigung sind Schalldruckpegel, Pegelanstieg, Dauer sowie die individuelle Empfindlichkeit, die Vunerabilität genannt wird. Rund fünf bis sieben Prozent der Bevölkerung haben nämlich ein vulnerables Innenohr, so dass sie besonders anfällig für lärmbedingte Hörschäden sind – meist ohne es zu wissen. Für alle gilt jedoch, dass eine Dauerschädigung des Innerohrs oft beginnt, ohne dass der Arzt sie mit üblichen Diagnoseverfahren erfassen kann.

Hohe Fre-
quenzen sind
wichtiger

Tiefe Töne reichen zwar sehr weit, das menschliche Ohr kann sie nur schwer orten. So lässt sich sagen, dass hohe Frequenzen mehr Information übermitteln als tiefe. Aus diesem Grund ist ein Verlust in den Bereichen der Cochlea, die für die hohen Töne zuständig sind, besonders nachteilig. Leider besteht im Bereich der besten Wahrnehmung des Gehörs – zwischen 2.000 und 8.000 Hertz – auch die höchste Verletzungsgefahr.

Jogging
fürs Ohr?

Bei Hörtests in China war Prof. Dr. Gerald Fleischer, Leiter der Arbeitsgruppe Hörforschung an der Universität Giessen, zu einem erstaunlichen Ergebnis gekommen (Gerald Fleischer, „The intelligent ear", pro-akustik-Schriftenreihe, Dezember 2002). Vereinfacht dargestellt wurde darüber in den Medien berichtet und der Tenor lautete: „Ein andauernder lauter Geräuschpegel ist gut fürs Gehör, da es trainiert wird". Fleischer distanziert sich von solchen Meldungen ausdrücklich, wie die Zeitschrift „Arbeit und Gesundheit" in ihrer Novemberausgabe 2003 berichtet. Fleischer geht davon aus, dass unser Hörsystem intelligenter ist, als bisher angenommen. Es erkenne die von intensivem Schall ausgehende Gefahr und passe sich durch eine Verringerung der Empfindlichkeit an. Denn er stellte fest, dass die Bewohner ruhiger, ländlicher Gegenden in China schlechter hören als die in Ballungsräumen. Dennoch ist Fleischer überzeugt, das starker Dauerlärm das Gehör schädigt und stellt klar, dass der von ihm entdeckte „Trainingseffekt" beispielsweise nicht in einer Disco erzielt werden kann. Es sei wie beim Sport: „Wandern und Joggen sind gesund – Spitzenleistungen jedoch schädlich".

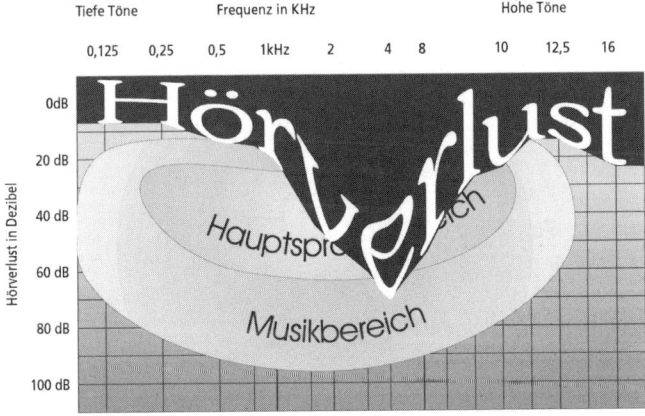

Ein typischer Hörverlust betrifft meist den Sprachbereich des Gehörs.

Einwirkzeiten

Ab einer Schallbelastung mit einem Mittelungspegel von 85 Dezibel (A) bezogen auf 40 Stunden pro Woche – also beispielsweise an einem lauten Arbeitsplatz – muss man mit einer Gehörschädigung rechnen. Bei einer Pegelerhöhung um 10 Dezibel wird die selbe Schädigung bereits bei einem Zehntel der Zeit erreicht und bei einem um 3 Dezibel höherem Pegel verringert sich die Einwirkdauer um die Hälfte.

Auf die Dauer kommt es an

Schallbelastungen, die dieselbe Gehörschädigung bewirken	
Belastung in Dezibel (A)	Dauer
85	40 Stunden
95	4 Stunden
105	24 Minuten
108	12 Minuten

12. Sitzung der Kommission „Soziakusis" des Bundesumweltamts am 25. Februar 2000

Leider wird oft die Tatsache unterschätzt, dass die Lärmbelastungen des Gehörs eine kumulative Wirkung haben – sich also mehrere kleinere Belastungen zu einer größeren aufsummieren können.

Impulslärm

LÄRM MIT SCHALLDRUCKSPITZEN (IMPULSLÄRM) IST GEHÖRGEFÄHRDENDER ALS DAUERLÄRM.

Ein Reflex kann schützen Das Mittelohr kann in gewissen Grenzen das Innenohr schützen. Bei größeren Schallstärken (75 – 90 Dezibel) vermindert es die Schwingungsenergie durch Muskelkontraktion und verringert durch eine Änderung der Schallreflexion und Schalldurchlässigkeit des Trommelfells damit die Energieübertragung. Dieser Schutzreflex wird als Stapediusreflex bezeichnet und das Mittelohr kann so eine Dämpfung von 10 – 20 Dezibel bis zu Frequenzen von 2.000 Hertz bewirken. Die Zeit, um diesen Mechanismus auszulösen liegt zwischen 35 und 150 Millisekunden. Hinzu kommen 150 bis 500 Millisekunden, bis die maximale Kontraktion erreicht wird. Der Reflex kann das Innenohr nur etwa eine Sekunde lang nach einem Impuls abschirmen. Das bedeutet, dass sich das Ohr vor Impulsen, die über etwa 2,5 Sekunden auseinander liegen nicht schützt. Wirkungslos ist der Mechanismus leider auch bei plötzlichen lauten

Schallereignissen wie beispielsweise bei Schüssen – daher sind die besonders gefährlich. Übrigens schränkt Alkohol diesen Reflex ein – man sollte also besonders vorsichtig sein, wenn man etwas getrunken hat.

Achtung bei Alkohol

Der Sound von Schlagzeugen und anderen perkussiven Instrumenten lässt sich mit industriellen Impulsgeräuschen vergleichen. Techno weist zudem besonders hohe Schallspitzen auf. Da die Schlagzeugsounds aber im Rhythmus sehr kurz hintereinander kommen, wird die Wirkung auf das Gehör recht gut mit dem Mittlungspegel beschrieben, so dass sich Techno in die Kategorie Dauerlärm einordnen lässt. Problematisch für das Gehör ist also vor allem die Dauer eines Raves.

Drums und Percussion

Knall und Explosion

Eine Lärmschwerhörigkeit entwickelt sich über Jahre. Ein einzelner Knall kann dagegen bereits einen verheerende Schädigung der Hörzellen verursachen. Jährlich werden an Sylvester die Ohren zahlreiche Menschen durch Böller verletzt, die dann unter einem Knalltrauma leiden. Es gilt leider immer noch als gelungener Scherz – gerade wenn man schon den einen oder anderen Neujahrstrunk gekippt hat – andere Gäste der Sylvesterparty mit Böllern in Ohrnähe zu erschrecken. Ein Böller erreicht je nach Entfernung zum Ohr Spitzenschalldruckpegel bis zu 150 Dezibel (A), der das Gehör des Opfers völlig unvorbereitet trifft.

Ein Knall reicht

Doch es gibt noch ein weiteres Problem: Ein Knall erreicht seine maximale Druckspitze in weniger als einer zehntausendstel Sekunde – das Mittelohr benötigt jedoch etwa eine halbe Millisekunde, um auf solch starke Wellen einzuschwingen. Also kann man davon ausgehen, dass wegen der schnellen Übertragung an

das Innenohr auch andere schädliche Vorgänge als übliche Wanderwellen ausgelöst werden.

Ratten haben's besser

Neue Forschungen haben ergeben, dass sich die Sinneshärchen von Ratten in
nur zwei Tagen erneuern. Im Fachmagazin „Nature" berichteten US-Forscher um
Bechara Kachar von den National Institutes of Health über diese Ergebnisse. Von
der Fachwelt wurde diese scheinbar spektakuläre Entdeckung jedoch mit verhal-
tener Euphorie aufgenommen, wie der Arzt und Diplom-Physiker Dr. Armin Giebel, Professor für Hörakustik an der Fachhochschule München, kommentiert:

„Die Autoren kommen zu der überraschenden Feststellung, dass die Stereozilien
der äußeren Haarzellen neugeborener Ratten einem kontinuierlichen Erneuer-
ungsprozess unterliegen. Nach etwa 48 Stunden erneuern sich dabei ständig
wesentliche Teile dieser Zellen. Nachdem auch Lärm vor allem Schädigungen
an diesen Strukturen verursacht, könnte in dieser Entdeckung der Schlüssel für
die Erholung von Haarzellen nach einem Schalltrauma liegen.

Es ist wichtig, fest zu halten, dass dies aus klinischer Sicht damit keine wesentlich neue Erkenntnis bedeutet. Seit langem ist bekannt, dass ein Schalltrauma
zwei Arten der Beeinträchtigung der Hörschwelle verursacht: Eine vorübergehende Schwellenerhöhung (TTS = temporary threshold shift) und eine permanente (PTS = permanent threshold shift). Leichtere Belastungen führen dabei
bekanntermaßen nur zu einer TTS, während stärkere Schalleinwirkung oder eine
weitere Belastung in der Erholungsphase eine PTS nach sich ziehen können.
Interessant ist in diesem Zusammenhang, dass die typische Erholungszeit bei TTS
– wie die von den Autoren gemessene Regenerationszeit der Stereozilien – 48
Stunden beträgt. Möglicherweise ist man also einer Erklärung des Phänomens
der TTS näher gekommen. Auf keinen Fall lässt sich jedoch daraus eine Entwarnung für Disco-Besucher ableiten. Die Zusammenhänge zwischen dauerhaften
Hörschäden und Lärmbelastung sind eindeutig und unbestritten. Es ist wahr-

scheinlich, dass der Grad der Schädigung häufig zu hoch für eine vollständige Regeneration ist. Dazu kommen zwei weitere Tücken der Natur:

1. Ein dauerhafter Verlust von funktionierenden äußeren Haarzellen macht sich nicht sofort als Schwellenerhöhung bemerkbar. Wir können offenbar auf einen erheblichen Teil dieser Zellen ohne spürbare Beeinträchtigung verzichten. Aber ein vorzeitiges Aufbrauchen dieser „Reserven" kann dann zu einer früheren Altersschwerhörigkeit führen, weil normale degenerative Prozesse zusätzlich verstärkt werden. Da Eintritt und Verlauf einer Altersschwerhörigkeit durch viele – auch genetische – Faktoren beeinflusst werden, ist es meist unmöglich, einen nachträglichen Zusammenhang mit einer früheren Lärmbelastung herzustellen.

2. Etwa fünf bis zehn Prozent aller Menschen weisen eine erhöhte Vulnerabilität, also Empfindlichkeit des Innenohrs, im Vergleich zur Durchschnittsbevölkerung auf. Niemand weiß von vorne herein, ob er zu dieser Gruppe gehört. Bei diesen Menschen ist schon bei geringerer Belastung eine Schädigung von Haarzellen wahrscheinlich.

Zusammenfassend kann die Erkenntnis der Autoren keinesfalls als Entwarnung interpretiert werden, wie manche Presseartikel dies suggerieren, sondern lediglich als mögliche Erklärung für ein wohl bekanntes Phänomen. Ob daraus jedoch eines Tages eine neue Chance der Therapie von lärmbedingten Hörstörungen erwächst, bleibt abzuwarten."

5. Probleme mit dem Gehör

Schäden durch Lärm

SCHLAGKRÄFTIGE ARGUMENTE, DAS GEHÖR ZU SCHONEN.

Bei andauernd hoher Schallbelastung entwickelt sich ein Lärm-hörschaden zuerst an den äußeren Haarzellen, denn bei starker Beschallung erschlaffen die Stereozilien und knicken schließlich ab. Solche Effekte werden schon kurz nach Einsetzen des Lärms beobachtet. Die Ursachen sind gestörte Stoffwechsel-, Ionen-tausch- und Durchblutungsvorgänge in der Cochlea. Die kurzfristige Unterversorgung der Zelle äußert sich in einer zeitweilige Hörschwellenverschiebung, also vorübergehenden Vertäubung. Je nach der vorangegangenen Belastung stellt sich die Hörfähigkeit nach einiger Zeit wieder ein. Dies dauert im allgemeinen Minuten bis Stunden, kann jedoch auch bis zu Tagen benötigen.

Schäden können zeitweise ...

Kritisch wird es, wenn sich solche Belastungen wiederholen. Dann bleibt die Erholung unvollständig und die Haarzellen sterben mit der Zeit ab. Allgemein wird angenommen, dass die Vertäubung eine Vorstufe zum permanenten Hörschaden ist. Andere Meinungen gehen davon aus, dass dieser Effekt jedoch auch positiv betrachtet werden kann, denn es sei durchaus sinnvoll, bei starker Schallbelastung die Empfindlichkeit des Gehörs herabzusetzen.

... oder permanent sein

Wird das Ohr jedoch weiterhin stark beschallt, verkleben die Stereozilien untereinander, verklumpen und bilden sich schließlich irreversibel zurück. Ein solche bleibende Hörschwellenverschiebung wird PTS genannt (Permanent Threshold Shift).

Sprachverständlichkeit

Nix verstehen? Schon bei einer Hörminderung von 20 Dezibel bei 3.000 Hertz ist die Satzverständlichkeit bei normaler Sprechlautstärke um 10 Prozent vermindert und somit die Sprachverständlichkeit merkbar beeinträchtigt.

Problematisch ist dabei, dass die für die Sprache wichtigsten Laute – die Konsonanten – in hohen Frequenzbereichen liegen. Der Großteil eines Zischlauts wie „s" liegt nämlich weit oberhalb der höchsten Noten auf einem Klavier.

Lautheitsausgleich

Laut bleibt laut Ein spezielles Problem bei einem Hörschaden ist, dass nicht die verschiedenen Stufen der Lautheitsempfindung (Isophone) für gewisse Tonhöhen ausfallen – sie rücken stattdessen gewissermaßen enger zusammen. Zunächst hört der Betroffene bei niedrigen Lautstärken nichts, doch mit einer Erhöhung des Schalldrucks nimmt sein Lautstärkeempfinden sehr schnell zu. Hohe Lautstärken empfindet ein Betroffener oft genauso wie ein Gesunder. Es genügt also nicht, mit Hilfe eines Hörgeräts einfach den eintreffenden Schall zu verstärken. Dieser Effekt, der auch Recruitment genannt wird, ist gerade bei der Sprachverständlichkeit problematisch.

Schreien hilft nichts Für viele Schwerhörigen ist das auch ein psychisches Problem, denn bitten sie ihr Gegenüber, lauter zu sprechen, entsteht der Eindruck, als hätte jemand den Lautstärkeregler voll aufgedreht. Beethoven litt auch an dieser Erkrankung, bevor er ertaubte und drückt dies mit den Worten aus: „Ich ertrag' es nicht, wenn jemand schreit".

Schema zum Prinzip des Recruitments

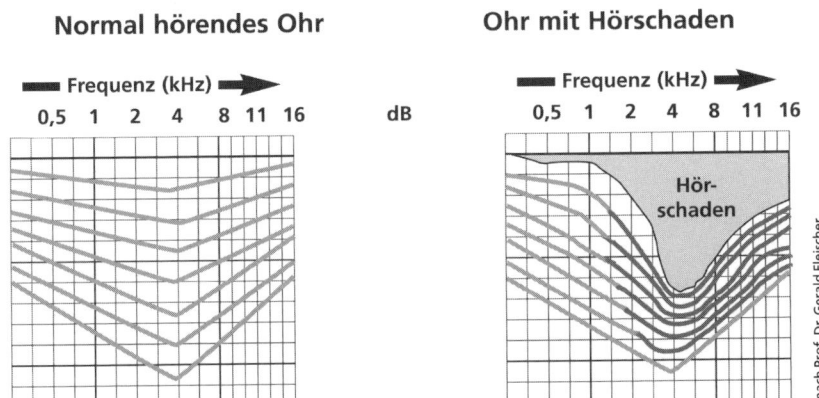

Ein besonders Problem bei einem Gehörschaden ist, dass die Stufen der gleichen Lautstärke-Empfindung (Isophone) zusammengedrängt werden.

Knalltrauma

Ein Knall in Ohrnähe kann ein Knalltrauma auslösen. Leider kommen Knalle relativ häufig vor, so dass es jeden treffen kann. Über Sylvester-Böller wissen wir ja schon, dass sie bis zu 150 Dezibel (A) erreichen können, aber auch kräftige Hammerschläge auf Metall oder Stein, eine Ohrfeige, das Auslösen eines Airbags und leider auch Spielzeugpistolen können ein solches Trauma hervorrufen.

Wenn's knallt ...

Die typischen Symptome sind ein spürbarer Hörverlust sowie ein Tinnitus. Gegenmaßnahme ist zum Beispiel eine durchblutungsfördernde Therapie, je früher damit begonnen wird, desto höher sind die Chancen, dass sich die Hörzellen dann wieder regenerieren können. Teilweise verbleiben jedoch auch permanente Hörschäden.

... droht ein Tinnitus ...

... oder gar Ver-
letzungen des
Trommelfells

Bei Explosionen ist die Wirkung auf das Gehör oft noch fataler. Zusätzlich zur meist bleibenden Schädigung des Innenohrs wird auch oft das Trommelfell verletzt und auch die Gehörknöchelchenkette kann in Mitleidenschaft gezogen werden.

Achtung beim
Kuss!

Knallgeräusche und Explosionen bergen also ein sehr hohes Gefahrenpotenzial. Vor vielen plötzlichen Ereignissen kann man sich kaum schützen, vor Knallkörpern sollte man sich auf jeden Fall in Acht nehmen. Selbst ein Kuss auf das Ohr kann Lautstärken in der Größenordnung eines Düsenjägers verursachen. Ein Fall der Gießener Uni-Klinik betraf etwa eine Frau, die einen dauerhaften Tinnitus erlitt, nachdem ihr Mann sie aufs Ohr geküsst hatte.

Moderne Hörgeräte

FÜR HÖRSCHWÄCHEN GIBT ES HEUTE RELATIV GUTE
KOMPENSATIONSMÖGLICHKEITEN – ES BLEIBEN ABER
ANNÄHERUNGSVERSUCHE.

Was geht?

Dieses Kapitel soll nur einen kurzen Einblick in die Technik moderner Hörgeräte geben, denn es ist durchaus interessant zu wissen, wo die Möglichkeiten und Grenzen liegen.

Keine Therapie
in Sicht ...

Leider gibt es bis heute – und wohl auch bis auf weiteres – keine Therapieverfahren zur Heilung einer Innenohrschwerhörigkeit, die durch Lärm verursacht wurde. Ein chronischer Hörverlust ist also irreversibel. Zur teilweisen Rehabilitation mittel- und hochgradiger Hörverluste stehen nur Hörgeräte sowie elektronische Hörimplantate zur Verfügung.

... hier hilft nur
Kompensation

Relativ einfach lassen sich mit einem Hörgerät Schädigungen des Mittelohrs kompensieren. Hier liegt eine Störung der Schalllei-

tung vor, der eigentliche Hörvorgang funktioniert noch normal.
Daher genügt es, einfach den eintreffenden Schall zu verstärken.

Schädigungen des Innenohrs sind jedoch schwieriger auszugleichen. Gerade ein Hochtonverlust lässt sich nur schlecht versor-
gen, denn liegt beispielsweise der Verlust oberhalb 4.000 bis
6.000 Hertz, ist eine Kompensation für Musiker nur schwer möglich. Die meisten Hörgeräte sind nämlich für die Sprachverständlichkeit konzipiert und decken den höheren Frequenzbereich nur
unzureichend ab. Liegt ein solcher Schaden vor, gilt es sehr genau
abzuwägen, ob und wie er kompensiert werden soll.

Hochtonverlust ist schlecht aus- zugleichen

Beginnt der Hörverlust schon bei tieferen Frequenzen unterhalb
von 2.000 Hz ist auch der Sprachbereich betroffen. In diesen Fällen kann der Hörverlust mit Hörgeräten ausgeglichen werden. Es
werden dabei nur die Frequenzanteile verstärkt, die schlecht
gehört werden – die tiefen Frequenzen, die noch gut gehört werden, gelangen unverstärkt ins Ohr. Das erreicht man, indem das
Ohr nicht zustopft, sondern größtenteils offen lässt, so dass verstärkter Schall und unverstärkter Schall gemischt werden.

Tiefe Frequenzen kompensieren

Generell gilt, dass ein Hörgerät auf jeden Fall ausführlich und
unverbindlich getestet werden sollte, bevor man sich zum Kauf
entscheidet, was bei den Hörgeräte-Akustikern auch so üblich ist.
Zusammen mit dem Akustiker werden die Hörsituationen in einer
Probezeit analysiert und die Einstellung des Hörgeräts danach
optimiert.

Hörgeräte nur von Spezialisten

Ein digitales Hörgerät mit mehreren Kanälen ist dabei der Stand
der Technik. Auch hier gilt, dass bei der Entwicklung der Geräte
natürlich immer die Sprachverständlichkeit im Vordergrund steht,
eine Tatsache, die sich teilweise mit den Forderungen an das
Musikhören widerspricht. Es gibt daher Hörgeräte auf dem

Stand der Technik

Markt, die verschiedene Programme anbieten. Diese sollten möglichst frei einstellbar sein, denn dann lässt sich auch eine Einstellung allein zum Musik-Hören reservieren.

Kosten: von 800 bis 4.500 Euro

Natürlich gibt es noch eine Vielzahl weiterer Hörgeräte – Arzt und Akustiker entscheiden gemeinsam mit dem Patienten, welches das richtige ist. In er Regel dauert eine Anpassung eines Hörgeräts beim Hörgeräteakustiker mehrere Wochen und sogar Monate, denn das Gerät wird immer wieder optimiert, der Kunde testet es in seinen Lebenssituationen und bespricht mit seinem Akustiker weitere Verbesserungsmöglichkeiten. Im oftmals hohen Preis von rund 800 bis 4.500 Euro ist die Anpassung jedoch meist inbegriffen. In Bayern beispielsweise zahlen die gesetzlichen Krankenkassen zur Zeit allerdings nur einen Anteil zwischen 360 und 510 Euro.

Ich höre was, was Du nicht hörst

ÜBER DAS PHÄNOMEN TINNITUS, BEI DEM GERÄUSCHE IM OHR NUR VON BETROFFENEN SELBST WAHRGENOMMEN WERDEN, MÖGLICHE URSACHEN UND BEHANDLUNGS-METHODEN.

Wenn's nicht mehr aufhört

Mit Tinnitus (lateinisch für Geklingel) bezeichnet die Fachsprachen Geräusche, die gemeinhin Ohrgeräusche, Ohrensausen oder Ohrenklingeln genannt werden. Charakteristisch ist, dass es für diese Geräusche in der Regel keine äußere Schallquelle gibt und sie meist nur vom Betroffenen wahrgenommen werden. Ein Tinnitus muss aber nicht zwangsläufig im Ohr entstehen, er entspringt häufig auch unmittelbar dem Gehirn. Erklärungsversuche gehen davon aus, dass die empfindlichen Haarzellen des Innenohrs geschädigt oder Nervenbahnen fehlgeschaltet sind.

Verbinden sich diese Geräusche mit seelischen Lebensbeeinträchti- *Zahlreiche*
gungen, spricht man ebenfalls von Tinnitus und meint damit die *Auslöser*
Gesamtheit der Beeinträchtigungen oder Behinderungen, die durch
das Geräusch verursacht werden. Hierzu gehören beispielsweise
Depressionen oder Schlafstörungen. Auf Grund urzeitlich geprägter
Strukturen des Gehirns empfinden Betroffene die Ohrgeräusche
nämlich als Warnsignal, reagieren darauf reflexartig durch Panik und
fühlen sich zunächst hilflos ausgeliefert. Durch eine sorgfältige und
einfühlsame Information sowie sachgerechte Diagnostik kann dem
aber in vielen Fällen entgegen gewirkt werden.

Tinnitus-Betroffene berichten immer wieder, dass sich ein anfäng- *Es gibt Hilfe*
lich stark belastender Tinnitus von selbst oder durch die richtige
Therapie nachhaltig verbessern lässt. Dafür stehen gerade in
Deutschland sehr viele Möglichkeiten zur Verfügung, die wir später noch genauer erläutern werden.

Interessant ist in diesem Zusammenhang auch eine Erhebung der *Wahrnehmung*
AG Hörforschung aus Gießen. Das Team um Prof. Fleischer fand *und Leiden*
bei einer Befragung hessischer Professoren heraus, dass diese
zwar relativ häufig von Tinnitus betroffen sind, jedoch im Ver-
hältnis nicht so stark darunter leiden. Offensichtlich besteht also
ein Zusammenhang zwischen der Intensität, mit der sich ein
Patient auf seine Krankheit konzentriert und deren subjektive
Wahrnehmung. Und entgegen der teilweise noch anzutreffenden
Meinung, chronischer Tinnitus sei nicht heilbar, finden sich auch
Fälle, bei denen die Geräusche selbst nach Jahren verschwanden.
Wichtig ist also, den Mut nicht zu verlieren, doch gleichzeitig
kann eine jahrelange Therapie-Odyssee einen Tinnitus auch eher
fördern als heilen.

Volkskrankheit Tinnitus

Die Statistik ist alarmierend: Die Deutsche Tinnitus Liga untersuchte 1999 die Verbreitung von Tinnitus und kam dabei unter anderem zu dem Ergebnis, dass rund 4 Prozent der Bevölkerung an Tinnitus leiden. Die Ergebnisse im Einzelnen:

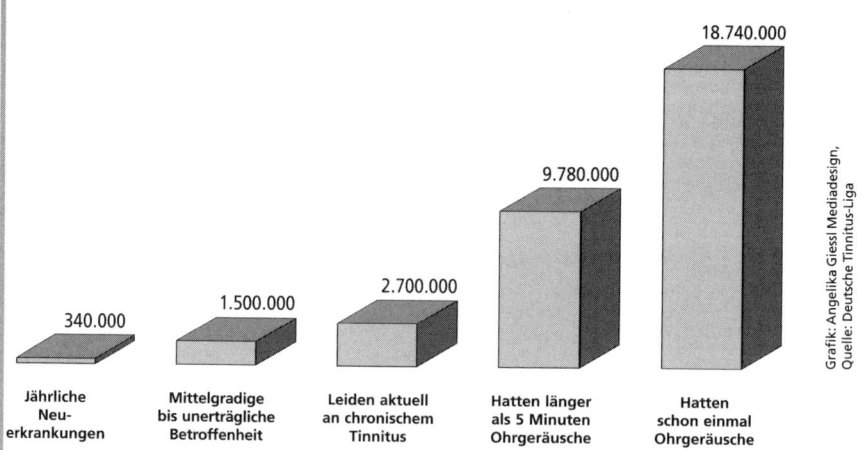

18.740.000

9.780.000

2.700.000

1.500.000

340.000

Grafik: Angelika Giessl Mediadesign,
Quelle: Deutsche Tinnitus-Liga

| Jährliche Neuerkrankungen | Mittelgradige bis unerträgliche Betroffenheit | Leiden aktuell an chronischem Tinnitus | Hatten länger als 5 Minuten Ohrgeräusche | Hatten schon einmal Ohrgeräusche |

Verschiedene Ausprägungen und Arten des Tinnitus

*Objektiv und
subjektiv*

Betroffene erleben den Tinnitus als ganz unterschiedliche Geräusche, zum Beispiel als Pfeifen, Rauschen, Summen, Zischen, Hämmern, Knarren, Klopfen oder Klingeln, die sie in einem oder beiden Ohren „hören". Die Medizin unterscheidet dabei zwischen objektivem und subjektiven Tinnitus: Während der Arzt beim objektiven Tinnitus die Geräusche mit einem Stethoskop hören kann, erlebt den subjektiven nur der Betroffene selbst. Der objektive Tinnitus ist sehr selten, hat aber oft schwerwiegende Ursachen, so dass eine genaue Untersuchung dringend angeraten ist. Er ist gut behandelbar, auf Grund seiner Seltenheit soll hier aber nicht weiter auf ihn eingegangen werden.

Auslöser

Ein Tinnitus hat eine Vielzahl unterschiedlicher Auslöser: Sehr häufig lässt sich das Auftreten von Ohrgeräuschen in Verbindung mit Stress beobachten. Das gilt sowohl für psychischen und sozialen, als auch für physischen oder chemischen Stress. Also sind sowohl Ehescheidungen, Arbeitsplatzverlust, Mobbing, Gewalt, als auch Nikotin, Alkohol und Drogen in vielen Fällen für die Ohrgeräusche mitverantwortlich.

Risikofaktor Stress

Ärzte nehmen als häufigste Ursache Durchblutungsstörungen an, bei denen die Sauerstoffversorgung der Hörzellen vermindert ist. In vielen Fällen werden Patienten entsprechend dieser Vermutung behandelt. Eine solche erste Verdachtsdiagnose sollte möglichst frühzeitig durch eine umfassende Diagnostik abgelöst werden, denn nur so kann man entsprechend dem Symptomcharakter des Tinnitus seine sehr unterschiedlichen Ursachen feststellen und möglichst beheben. Hier gilt: Je früher, desto besser.

Durchblutung und Sauerstoff

Bei rund einem Drittel der Fälle löst eine Schädigung der Haarzellen durch Lärm oder Knall einen Tinnitus aus. Ein Knalltrauma kann bei sofortiger Akutbehandlung aber häufig geheilt werden. Auch ein Hörsturz kann einen Tinnitus nach sich ziehen. Darunter versteht man einen plötzlichen Verlust des Gehörs – zumindest aber eine deutliche Hörminderung, die häufig nur ein Ohr betrifft. Oft wird er von Ohrgeräuschen und seltener auch von Schwindel begleitet. Zahlreiche Studien lassen vermuten, dass sich der Hörsturz von selbst wieder behebt, oft bleibt aber ein Ohrgeräusch oder ein Hörverlust zurück.

Schäden durch Lärm und Knall

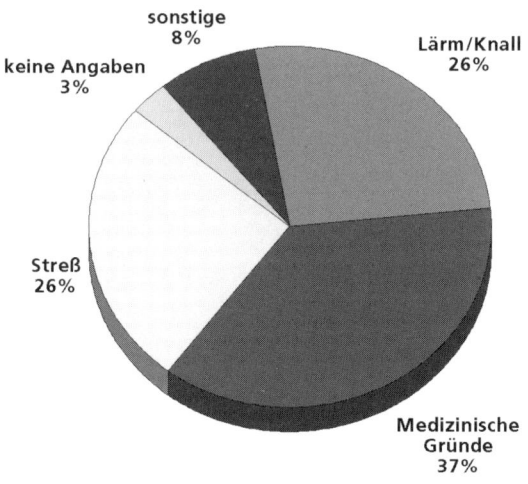

Grafik: Angelika Giessl Mediadesign,
Quelle: Deutsche Tinnitus-Liga

Eine Tinnitus-Erkrankung kann viele Ursachen haben.

Hals, Kiefer
Zähne, Muskeln

Sogar Probleme mit der Halswirbelsäule können zu Ohrgeräuschen führen oder sie verstärken. So treten Ohrgeräusche auch als Folge eines unfallbedingten Schleudertraumas auf. Aber auch im Zahn-Kieferbereich lassen sich Auslöser finden, die beispielsweise auf eine Überbelastung des Kiefergelenks, auf Fehlstellung oder Muskelverspannungen zurückgeführt werden können. Daneben gibt es zahlreiche weitere denkbare Ursachen, die mit dem behandelndem Arzt durchgesprochen werden sollten.

Weitere mögliche Zusammenhänge

Das Auftreten von Ohrgeräuschen lässt sich in sehr verschieden Zusammenhängen erklären. Sie beruhen teilweise nur auf Erfahrungswerten, dennoch sollten auch folgende mögliche Ursachen bedacht werden:

Medikamente (auf Beipackzettel achten):
- Acetylsalecylsäure (ASS, Aspirin)
- Diclophenac

Vergiftungen durch:
- Blei (in alten Häusern mit Bleirohren)
- Quecksilber- (Amalgamplomben entfernen lassen und anschließende Entgiftungstherapie)
- Fluor (fluorfreie Zahnpasta verwenden)

Elektromagnetische Strahlung:
- Handys (UMTS ist noch schädlicher)
- schnurlose Telefone
- Radiowecker am Bett

Weitere Faktoren:
Erhöhter Cholesterin-, Lipoprotein (a)-, Homocystein-Spiegel (Auf ausreichende Zufuhr von Zink, Magnesium, Vitamin B-Komplex und Antioxidantien achten).

Nach Dr. med. Jürgen Guth, juergenguthhno@t-online.de

Was tun, wenn's pfeift?

Zunächst sollte ein Patient bei erstmalig auftretenden, kontinuierlichen Ohrgeräuschen ausschlafen und dann, falls die Geräusche am nächsten Tag noch vorhanden sind, als Eilfall umgehend

Nach einem Tag ist Eile angesagt

einen HNO-Arzt aufsuchen. Stellt sich bei der Untersuchung nämlich eine Schädigung der Haarzellen im Innenohr heraus, ist Eile geboten, denn für ihre Revitalisierung stehen nur wenige Tage zur Verfügung. Der Arzt wird in den meisten Fällen zunächst verdachtsweise von einem Innenohrschaden ausgehen, der auf Durchblutungsstörungen zurückzuführen ist und eine entsprechende Akutbehandlung beginnen. Tatsächlich erweist sich der Verdacht jedoch später vielfach – ja sogar meistens – als unbegründet. Ein Innenohrschaden ist nur dann mit einer gewissen Wahrscheinlichkeit anzunehmen, wenn Ohrgeräusche nach einem Hörsturz, Knall oder einfach zu langem und zu lautem Lärm auftreten.

Untersuchung

Der Arzt wird nach einer Untersuchung des äußeren Gehörgangs und des Trommelfells (Otoskopie) sowie einem Hörtest (Audiogramm) eventuell weitere Untersuchungen vornehmen. Er wird beispielsweise auch abklären, ob eventuell ein – außerordentlich seltener – Tumor am Hörnerv vorliegt.

Behandlung

Mit der in Deutschland üblichen Behandlung des akuten Tinnitus soll eine Aktivierung des Innenohrs erreicht werden. Dazu setzen HNO-Ärzte in der Regel tägliche Infusionen mit einem bestimmten Wirkmechanismus ein (Rheologische Lösungen), oft verordnen sie auch Kochsalzlösungen in Verbindung mit Kortison. Neben einer medikamentösen Behandlung ist es besonders wichtig, sich aus belastenden beruflichen oder häuslichen Situationen herauszunehmen.

Ruhe ist Pflicht

Eine solche Ruhigstellung hat möglicherweise sogar auch einen therapeutischen Effekt: Sie kann Selbstheilungskräfte des Patienten aktivieren, die manchmal sogar eine Spontanhellung bewirkt. Ganz wichtig ist deshalb bereits in diesem Stadium, dass sich der Patient umfassend informiert, um unbegründete Ängste zu vermeiden.

Daneben gibt es auch die Behandlung mit der hyperbaren Sauer- *Sauerstoff-*
stofftherapie (HBO-Therapie) in einer Überdruckkammer, bei der *Therapie*
versucht wird, die Haarzellen durch reinen Sauerstoff wieder zu
beleben. Die Wirkung dieses Verfahrens konnte jedoch noch
nicht bewiesen werden, so dass die Krankenkassen die Kosten
nicht übernehmen.

Im Rahmen dieses Buchs können natürlich nicht alle Therapie- *Beratung durch*
maßnahmen, die einen – möglicherweise chronischen – Tinnitus *den HNO-Arzt*
lindern oder gar heilen können, vorgestellt werden. Sie sind
sehr vielfältig und müssen sehr genau den Menschen und seine
Krankheitsgeschichte berücksichtigen. Ein guter HNO-Arzt wird
gemeinsam mit dem Patienten die richtigen Schritte einleiten.

Kompetenter Ratgeber

Ein kompetenter Ratgeber in Sachen Tinnitus ist die Deutsche Tinnitus-Liga e.V.,
(DTL), die sich als gemeinnützige Selbsthilfeorganisation um Betroffene kümmert
und sich für die Aufklärung über das Phänomen Tinnitus einsetzt. Ein Experten-
Team der DTL unterstützte uns bei diesem Kapitel zum Thema Tinnitus.

www.tinnitus-liga.de

Hörsturz

Ein Warnsignal des Körpers – umgehend zum Arzt!

Beim Hörsturz tritt ein plötzlicher, mehr oder weniger starker *Plötzlicher*
Hörverlust auf, der nicht zu erklären ist. Meist ist nur ein Ohr *Hörverlust*
betroffen, wobei wohl Lärm oder andere äußere Einflüsse keine
Rolle spielen. Viele Ursachen werden diskutiert, doch in den
meisten Fällen geht man von einer Durchblutungsstörung aus –

zum Beispiel einem Spasmus des einziges Blutgefäßes im Innenohr. Wird das Ohr über dieses Gefäß nicht richtig versorgt, kann
dies schon nach kurzer Zeit zum Absterben der empfindlichen
Hörzellen führen. Es wird angenommen, dass sich – ähnlich wie
bei einigen Formen von Herzinfarkten – die Blutgefäße stark
kontrahieren.

Risiko: Stress Ist nur ein Ohr betroffen, dann spricht das dafür, dass Stress der
Hauptverursacher des Hörsturzes sein kann. Als weitere Ursache
werden auch Viren gesehen.

Meistens erholt sich das Gehör nach einem Hörsturz mehr oder
weniger vollständig, doch in schweren Fällen kann er auch zur
Ertaubung des betroffenen Ohrs führen. Daher sollte jeder mit
dem Verdacht, an einem Hörsturz zu leiden, unverzüglich einen
HNO-Arzt aufsuchen.

Ohrenschmerzen

MANCHMAL NUR EIN KLEINE URSACHE, DIE MAN OFT
VERHINDERN KANN.

Viele Auslöser Ohrenschmerzen können durch eine ganze Reihe von Krankheiten ausgelöst werden. Die Ursache liegt dabei oft im äußeren
Gehörgang oder im Mittelohr und können beispielsweise Ohr-
muschelentzündungen, Kiefergelenksbeschwerden oder sogar
unterschiedliche Tumore sein.

Keine
Wattestäbchen Ein banaler und sehr häufiger Auslöser von Ohrenschmerzen ist
Ohrenschmalz, dass den Gehörgang verstopft – das passiert meist
den Benutzern von Wattestäbchen. Dabei wird ein Großteil des
Ohrenschmalzes nicht entfernt, sondern nur in den Gehörgang

geschoben und kann dort einen Pfropfen bilden, den nur der Ohrenarzt entfernen sollte.

Hier hilft also nur der Verzicht auf solche nicht ungefährlichen Manipulationen, zumal durch das Putzen die Ohrenschmalzproduktion sogar noch angeregt wird. Auch können Schnipsel von Papiertaschentüchern, die man sich als Lärmschutz in die Ohren stopft, Probleme machen. So können Reste im Gehörgang bleiben, die unangenehme Entzündungen auslösen. Der Fremdkörper muss dann vom Arzt wieder entfernt werden.

Vorsichtige Pflege

Ein unspektakulärer Grund für Ohrenschmerzen sind Pickel im Gehörgang, die auf Grund der straff gespannten Haut obendrein noch recht schmerzhaft sein können.

Unspäktakulär, aber schmerzhaft

Mittelohrentzündung

SEHR SCHMERZHAFT – UND AUCH SEHR GEFÄHRLICH.

Bei einer akuten Mittelohrentzündung wurde haufig über die Ohrtrompete aus dem Nasenrachen eine Entzündung weitergeleitet. Oft treten Fieber, stechende Ohrenschmerzen und ein Hörverlust auf dem betroffenen Ohr ein. Das Trommelfell ist hochrot oder gelblich und durch den hinter dem Trommelfell angesammelten Eiter gewölbt. Die Therapie klingt schockierend, bringt aber Erleichterung: Der Arzt macht einen kleinen Schnitt in das Trommelfell, so dass er Eiter abfließen kann. Das so entstandene Loch ermöglicht in der akuten Phase einen ausreichenden Sekretabfluss und heilt normalerweise wieder selbst zu.

Schmerzhafte Entzündung

Daneben verschreibt der Arzt Antibiotika, da mögliche Komplikationen einer akuten Mittelohrentzündung tödlich verlaufen kön-

Gefährliche Komplikationen

nen. Durch die enge Nachbarschaft gefährdet eine nicht ausreichend behandelte Mittelohrentzündung das Innenohr und seine Funktion, aber auch den Gesichtsnerv, der die mimische Muskulatur steuert. Im schlimmsten Fall bricht die Entzündung sogar ins Gehirn ein und löst eine schwere Hirnhautentzündung aus.

Wenn die Belüftung gestört ist

Bestehen dauerhafte Belüftungsstörungen des Mittelohrs durch eine verschleppte Erkältung oder ist das Trommelfell durch einen Unfall verletzt und wird nicht ärztlich versorgt, kann eine chronische Mittelohrentzündung entstehen. Dabei dringen Krankheitserreger durch das defekte Trommelfell ungehindert in das Mittelohr ein. In diesem Fall läuft oft ein stinkendes, eitriges Sekret aus dem Gehörgang. Nach einer Therapie der Entzündung sollte daher das – häufig recht große – Loch operativ durch eine Trommelfellplastik geschlossen werden.

Altersschwerhörigkeit

WARUM ALTE MENSCHEN DAS ZIRPEN VON
GRILLEN NICHT MEHR HÖREN.

Das Gehör altert ...

Wie wir ja bereits im Kapitel über das Innenohr gezeigt haben, ist unser Gehör starken Alterungsprozessen ausgesetzt. Besonders hohe Frequenzen sind von einem altersbedingten Hörverlust beeinflusst.

... bei Naturvölkern langsamer

In der Fachliteratur kann man aber lesen, dass Naturvölker ohne starke Lärmbelastung im Alter noch besser hören. Das könnte also bedeuten, dass Altersschwerhörigkeit als Ausdruck der über das gesamte Leben gesammelten Schallbelastungen erklärt werden kann. Zeigt das Audiogramm eines älteren Menschen einen relativ kontinuierlichen Verlauf, deutet das darauf hin, dass das

Gehör zwar gealtert ist, aber keine massiven Einzelereignisse der Schallbelastung aufgetreten sind. Selbstverständlich altern aber auch die Hörzellen und Durchblutung und Stoffwechsel ändern sich. Andererseits sind auch andere Faktoren wie Stress oder Lebensgewohnheiten an einer Alterung des Gehörs beteiligt.

Anstelle einer Liste weiterer Erkrankungen

HÖREN SIE AUF IHR GEHÖR!

Die Zahl der Gehörerkrankungen ist groß, und diese Liste könnte beliebig fortgesetzt werden. Der beste Schutz ist dabei, sein Gehör aufmerksam zu beobachten, denn meist hilft eine Therapie dann am besten, wenn sie führzeitig begonnen wird. Jeder hat schon die Erfahrung gemacht, dass Krankheiten ja immer im ungünstigen Augenblick auftreten. Aber die Beschwerden wie ein Hörsturz oder sind Tinnitus eindringliche Warnungen des Körpers: Stress und Zeitdruck haben dann die Toleranzschwelle überschritten.

Stress vermeiden und bewusst hören

6. Was macht der HNO-Arzt

Was erwartet mich beim HNO-Arzt und was kann ich von ihm erwarten?

Es gibt die unterschiedlichsten Gründe, einen HNO-Arzt aufzusuchen. Wir gehen jedoch nur auf den Bereich ein, der mit dem Hörvermögen zusammenhängt. Natürlich kann dieses Kapitel keine Ferndiagnose stellen, es soll aber auf den Arztbesuch vorbereiten und die einzelnen Teste erklären.

Vorbereitung auf den Arztbesuch

Im besten Fall lässt man sein Gehör einfach nur für eine Bewerbung auf einen audiovisuellen Beruf testen. Denn spätestens im Auswahlverfahren prüfen beispielsweise die Betriebsärzte der ARD die Hör- und Sehfähigkeit der Kandidaten. Und es wäre schon sehr schade, wenn sich nach der bestandenen Aufnahmeprüfung herausstellt, dass das Hörvermögen für einen solchen Job nicht ausreicht.

Hörtest

Doch Vorsicht: Die Krankenkassen übernehmen neuerdings nicht mehr diese Leistung, so dass das Attest privat bezahlt werden muss (bis zu 40 Euro). Angelika Glink, Ausbildungsleiterin des BR-Hörfunks, weist auch auf die oft mangelnde Aussagekraft der Tests hin: „Wir erhalten sehr unterschiedliche Nachweise über die Hörfähigkeit wie etwa ein bestandener Flüstertest. Aussagekräftig ist aber nur ein Audiogramm, aus dem das Hörvermögen abgelesen werden kann. Die Mindestanforderungen für audio- und audiovisuelle Berufe werden derzeit von den Betriebsärzten der ARD überarbeitet und sollen zukünftig ARD-einheitlich gehandhabt werden. Genauso, wie die Mindestanforderungen der Sehfähigkeit für Kameraleute".

Kasse übernimmt nicht die Kosten

Detektivarbeit Eine andere Situation ist es, wenn ein Patient in die Praxis kommt und erklärt, er habe Probleme mit dem Hören. Bei der Suche nach den möglichen Ursachen – die sehr vielfältig sein können – muss der Arzt schon fast detektivisch vorgehen. Er kombiniert verschiedene Messungen und Befunde seiner Untersuchungen und schließt so auf die Ursache der Störung.

Otoskopie Häufig untersucht er zunächst den Gehörgang, um zu sehen, ob er durch Cerumen – also Ohrenschmalz – verstopft ist oder eine andere mechanische Blockade vorliegt. Diese Untersuchung wird Otoskopie genannt, womit er auch einige Mittelohrerkrankungen wie eine Trommelfellperforation oder eine sekretgefüllte Paukenhöhle feststellen kann. Aber natürlich erkennt er dabei keine Innenohrschädigung.

Impedanzmessung

Aussage über das Mittelohr

Reflexion in den äußeren Gehörgang Oft schließt sich dieser ersten äußerlichen Untersuchung ein Test des Mittelohrs an, die so genannte Impedanzmessung. Dabei wird die Antwort des Mittelohrsystems auf einen akustischen Reiz überprüft. Trifft nämlich der Schall auf das Trommelfell, so wird ein Teil in das Mittelohr und das Innenohr übertragen, ein Teil wird aber auch in den äußeren Gehörgang reflektiert. Ist beispielsweise das Trommelfell unelastisch, so reflektiert es stärker und der Energiefluss in das Innenohr ist daher kleiner. Im Gegensatz dazu wird zwar viel Schall aufgenommen, wenn das Trommelfell schlaff oder die Gehörknöchelchenkette unterbrochen ist, er wird jedoch mit verminderter Energie an das Innenohr weitergeleitet. Aus den Ergebnissen lässt sich so auf bestimmte Veränderungen im Bereich des Mittelohrs schließen.

Dazu führt der Arzt eine Sonde in den Gehörgang ein, die mit einem passenden Gummistöpsel dicht abgeschlossen wird. Es werden dann Töne eingespielt und gleichzeitig wird ein Druck aufgebaut. So kann man feststellen, wie sich die Beweglichkeit des Trommelfells in Abhängigkeit vom statischen Über- oder Unterdruck im äußeren Gehörgang ändert.

Schmerzfrei und objektiv

Diese Tests zählt zu den objektiven Verfahren – der Patient muss also nicht mitarbeiten.

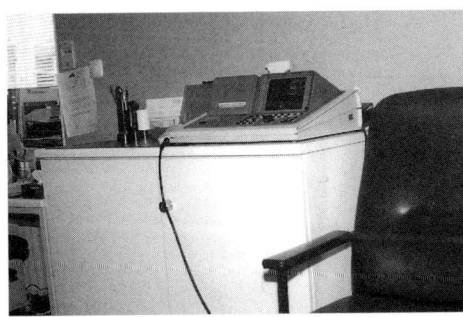

Ein objektives Verfahren:
Impedanzmessung im
Klinikum Rechts der Isar,
München

Hörschwellenmessung

NOCH-NICHT- ODER GERADE-SCHON HÖREN.

Ganz anders bei der Hörschwellenmessung, bei der sich der Patient sehr stark konzentrieren muss. Dazu spielt der Prüfer dem Patienten in einen schallarmen Raum mit einem Audiometer über einen Kopfhörer etwa 10 Töne im Oktav- oder Halboktavabstand vor. Er verändert die Intensität so, dass er die Hörschwelle für verschiedene Frequenzen ermitteln kann, also den Übergang von

Mitmachen ist gefragt

Aussagekräftig Noch-Nicht- zu Gerade-Schon-Hören. Sobald der Patient einen Ton wahrnimmt, drückt er auf einen Knopf. Und das kann ziemlich verwirrend sein: Es sind schließlich Töne an der Hörschwelle und der Patient fragt sich, ob er den Ton nun wirklich gehört hat oder ob ihm das Ohr einen Streich spielt. Das Messergebnis ist jedoch trotzdem aussagekräftig – wenn die Messung richtig ausgeführt wurde.

So sieht ein normales Audiogramm aus

Sitzungsdatum: 09.10.2002   Kundennummer: 0001113
Kundenname: Andrea Stickel
Geburtsdatum: . .
Benutzer: M

Aurical Ton Audiometer

Rechtes Ohr - HL   Linkes Ohr - HL

L:
K:
FF:
Vertäubung

L:
K:
FF:
Vertäubung

Darstellung des Audiogramms Die Daten werden in ein so genanntes Audiogramm eingetragen, das die Hörfähigkeit bei verschieden Frequenzen im Vergleich zur Normalhörschwelle junger Personen darstellt, die der Null-Dezibel-Linie auf dem Audiogramm entspricht. Wird der Prüfton erst bei einem höheren Schallpegel wahrgenommen, trägt der Prüfer die Differenz in Dezibel nach unten in das Audiogramm ein. So ergibt sich ein Überblick über das frequenzabhängige Hörvermögen über Luftleitung.

Messung der Knochenleitung Um den möglichen Ort der Hörstörung weiter einzugrenzen, wird in einem ähnlichen Verfahren die Hörfähigkeit über die Knochenleitung geprüft. Ein Schallgeber wird hinter dem Ohr auf dem

Knochen aufgesetzt und damit der Patient wirklich nur auf dem
zu testendem Ohr hört, wird ihm über einen Kopfhörer auf dem
anderem Ohr ein Rauschen vorgespielt. Aus den so entstandenen
Messergebnissen lässt sich eine recht genaue Aussage über das
Hörvermögen treffen. Entscheidend ist jedoch, dass die Messung
richtig durchgeführt wurde; Fehlerquellen können unter anderem
ein schlechter Sitz des Kopfhörers, Unaufmerksamkeit der Testperson oder Störschall sein.

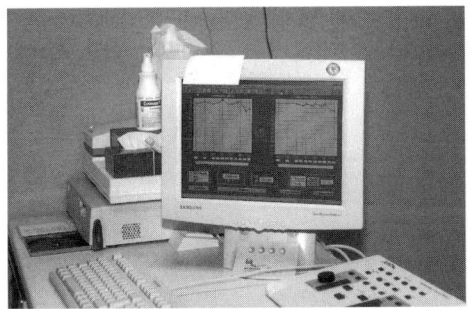

Audiometrie/Computer-
gestützte Audiometrie im
Klinikum Rechts der Isar,
München.

Es gibt aber noch verschiedene andere Methoden wie etwa die   *Andere Tests*
Stimmgabelprüfung oder die Sprachaudiometrie. Denn das
Tonaudiogramm stellt nur die Grundlage der Diagnostik dar,
macht aber keine Aussage über die Verarbeitung von Sprache.
Der Sprachschall besitzt ein breites Spektrum, das sich in Millisekunden ändert. Dazu werden ein- und mehrsilbige Wörter nach
einem festgelegten Verfahren vorgespielt und der Patient wieder-
holt die gehörten Wörter. Am schwierigsten sind dabei Einsilber
zu verstehen.

Audiogramm
mit Einbruch

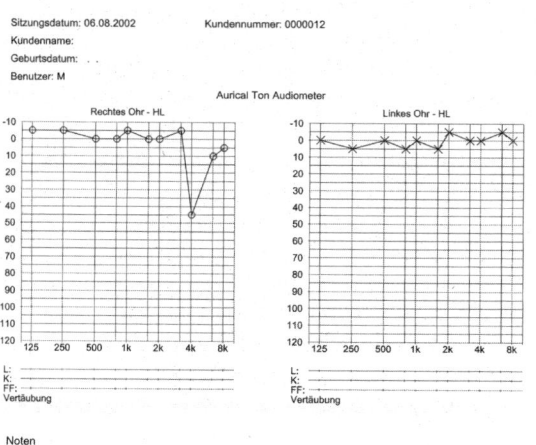

Ein Audiogramm nach Musikbelastung. Es zeigt einen „Einbruch" von 40 bis 50 Dezibel bei 4.000 und 6.000 Hertz – typische Folgen nach zu hoher Musikbelastung. Bei 4.000 Hertz liegt es unter der Durchschnittskurve eines 60-jährigen Mannes ohne Lärmbelastung.

Messung der otoakustischen Emissionen

WIE DER EIGENSCHALL DES INNENOHR GEMESSEN WIRD.

Das Ohr sendet
Schall aus ...

Bereits in der Mitte des vergangenen Jahrhunderts nahm man an, dass auch das Ohr selbst Schall aussendet, aber erst 1978 konnte diese Theorie messtechnisch bewiesen werden. Nun wissen wir, dass die äußeren Haarzellen als mechanische Verstärker arbeiten und so eine hohe Trennschärfe erlauben. Um diese Funktion zu überprüfen, setzt der Arzt eine Sonde in den Gehörgang ein und misst damit die otoakustischen Emissionen. In der Sonde befindet sich ein empfindliches Miniaturmikrofon und ein Lautsprecher, über den beispielsweise ein Klick auf das Ohr gegeben wird. Otoakustische Emissionen treten aber auch spontan auf, so dass nicht immer ein Reiz notwendig ist, um sie zu messen.

Sind die äußeren Haarzellen gesund, schwingen sie und emittie-
ren Schall mit einer spezifischen Frequenz, der über das Mikrofon
aufgenommen wird. Natürlich sind die ausgesendeten Schallpegel extrem niedrig, so dass aufwendige mathematische Verfahren
notwendig sind, um sie überhaupt aus den Umgebungsgeräu-
schen – wie dem Rauschen des Bluts – herausfiltern zu können.

... allerdings
sehr leise

Dieses Verfahren wird immer häufiger eingesetzt, da es die objektive Hörprüfung erweitert und eine gute Aussage über die Innen-
ohrfunktion gibt. Besonders hilfreich ist sie übrigens für Gehör-
messungen an Kleinkindern, da die Emissionen schon von Geburt
an ausgeprägt vorhanden sind und die Testperson ja nicht selbst
mitarbeiten muss.

Objektive
Methode

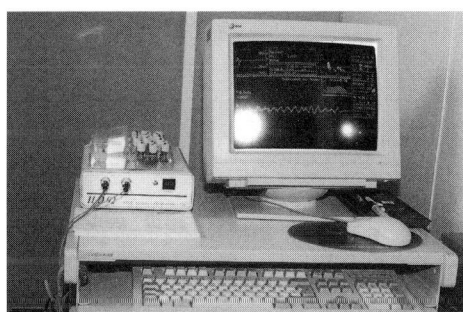

Messung der otoakustischen
Emissionen im Klinikum
Rechts der Isar, München.

7. Wie man sich schützen kann

WENN MAN DEN LÄRM NICHT VERMEIDEN KANN, MUSS
MAN SICH SCHÜTZEN.

Musiker sind naturgemäß besonders häufig hohen Lautstärken ausgesetzt, aber auch Licht- und Tontechniker, Stagehands oder Security-Mitarbeiter sind gleichermaßen oder sogar stärker belastet. Dabei akzeptieren viele die hohen Pegel, weil sie sie für unvermeidlich halten.

Wenn es sein muss, hilft …

Weil sich aber gerade diese Berufsgruppen nicht vollständig vor einer erhöhten Schallbelastung schützen können, sollten sie nicht auf einen effektiven Gehörschutz achten. Und das ist mehr als das Tragen von Ohrstöpseln, denn ein wirksames Gehörschutz

… effektiver Schutz

Gehörschonendes Verhalten

Musiker können ihr Gehör über die Kontrolle der Gesamtbelastung schützen. Das bedeutet:

- Sie können ihre Probesituation und ihren Proberaum entsprechend gestalten.
- Sie können mit einem geeigneten Gehörschutz arbeiten und dabei für verschiedene Beschallungssituationen unterschiedliche Gehörschütze einsetzen.
- Sie können das Monitoring auf In-Ear-Monitoring umstellen.
- Sie sollten sich nach Belastungen Ruhe gönnen.
- Wer sich selbst eingesteht, dass es „eigentlich zu laut ist", ist schon auf dem richtigem Weg zu einer Verringerung der Belastung.
- Sie sollten elektronisch verstärkte Instrumente, Monitor- und Instrumentalboxen leiser und von vorne einsetzen und sich parallel zu den Boxen bewegen.
- Sie sollten die Boxen möglichst hoch anbringen.
- Sie sollten ihre Gesamtbelastung kennen und reduzieren.

programm hat viel mit einer grundsätzlichen Einstellung zu tun. Wer einmal die Erfahrung gemacht hat, dass man mit gutem Gehörschutz beispielsweise über seine akustische Umgebung mitbestimmen und sogar besser und differenzierter hören kann, empfindet dies sogar als Befreiung. Und wer meint, Gehörschutz wäre etwas für Warmduscher, zeigt, dass er sich einfach nicht mit dem Thema beschäftigt hat.

Abschätzen der Belastung

Entwickeln Sie ein Gefühl für die Lautstärke.

Um den Schallpegel in einem Raum abschätzen zu können, hilft der einfache Versuch, ob man sich auf eine Distanz von einem Meter noch verständigen kann.

Schallpegel in Dezibel (A)	Verständigung
bis 70	Unterhaltung in normaler Lautstärke möglich
bei 80	Verständigung mit erhobener Stimme möglich
bei 90	Verständigung auch mit Rufen schwierig
bei 100	Verständigung nur mit größtem Stimmaufwand möglich
ab 105	keine Verständigung mehr möglich

Suva, Musik und Hörschäden

Lärmdosimeter   Zuverlässiger als eine grobe Schätzung sind natürlich Geräte wie ein Lärmdosimeter. Dieses Messinstrument lässt sich am Gürtel tragen und ist mit Mikrofonen am Kragen und in Ohrnähe verbunden. Über einen Zeitraum, der sich bis zu vielen Tagen erstrecken kann, ermittelt es eine persönliche Lärmdosis. Es ist ein recht aufwendiges Verfahren, das meist im industriellen Bereiche oder auch bei gutachterlichen Fragen eingesetzt wird. Ein Dosimeter kostet dann auch ab etwa 1.800 Euro aufwärts.

Ein Schallpegelmesser wird meistens als ein Handgerät ohne externes Mikrofon angeboten und mitunter an festen Punkten aufgestellt, um dort die momentanen Pegel zu bestimmen. Ab etwa 500 Euro ist ein solches Gerät zu haben.

Schallpegel-
messer

Ein recht gutes Einstiegsgerät mit einem Messbereich von 56 bis 126 Dezibel, mit A- und C-Filter, Slow/Fast-, Min./Max.-Darstellung sowie der Möglichkeit, über 3 Minuten zu mitteln, erhält man beispielsweise bei der Kölner Firma Hearsafe für rund 120 Euro.

Empfehlung für
120 Euro

Relativ neu auf dem Markt ist der flexible Lautstärke-Indikator der dänischen Firma SoundShip. Er wird wie ein Bild an die Wand gehängt und erlaubt verschiedene Grenzwert-Einstellmöglichkeiten zwischen 40 und 115 Dezibel, die ein optisches Warnsignal aufleuchten lassen, wenn die eingestellten Größen überschritten werden. Je nach Ausführung kosten diese Indikatoren zur Zeit zwischen 375 und 500 Euro. Musikschulen diese Technik auch deshalb gerne ein, weil damit auch ein erzieherischer Effekt verbunden ist. Denn wenn es auch für diejenigen, die im Moment und ganz und gar mit der Musik beschäftigt sind, eher nervig wirkt, kann es trotzdem helfen, ein recht gutes Gefühl für Lautstärken zu entwickeln.

Optisches Signal

Einschätzen der Hörfähigkeit

WER WEISS, WIE ER HÖRT, KANN RECHTZEITIG DIE
NOTBREMSE ZIEHEN

Nachdemn so viel über ernste Erkrankungen geschrieben wurde, stellt sich die Frage, wie es denn eigentlich um das eigene gehör bestellt ist. Eine persönliche Einschätzung der Hörfähigkeit ist

Kommt genug
Information an?

meist sehr unzuverlässig, da ein Hörschaden schon sehr ausgeprägt sein muss, bevor man ihn selbst bemerkt. Der Cocktail-Party-Effekt bietet manchmal erste Hinweise auf eine Schädigung, denn ein gesundes Gehör besitzt ja die Fähigkeit, auch in einer sehr lauten Umgebung, interessante Informationen herauszufiltern. Fällt auf einer Party der eigene Name, lenkt das Gehirn die Aufmerksamkeit auf den Sprecher – wir könnten ja sonst etwas verpassen. So kann man also trotz eines hohen Störschallpegels über eine gewisse Entfernung hinweg einem Gespräch zuhören. Diese Fähigkeit – eine Meisterleistung des Gehirns – funktioniert jedoch nur, solange genügend Informationen am Gehirn ankommen.

Bei Ihnen tickt's wohl

Mit dem Ticken einer Herrenarmbanduhr der Marke „Swatch" (ursprüngliches Modell, andere Typen und Fabrikate sind oft leiser) lässt sich das Hörvermögen bei hohen Tönen um etwa 4 bis 6 Kilohertz ganz einfach prüfen:

Distanz Ohr – Swatch in cm	Normalwert für Alter in Jahren
200	25
100	35
50	50
30	60
15	70

Suva, Musik und Hörschäden

Peinliche Miss-
verständnisse

Bei einem Hörschaden ist das Gehirn schon sehr stark gefordert, den Gesprächpartners zu verstehen. Es reimt sich aus den durch den Hörschaden verstümmelten Informationen durch Assoziation, Lippenlesen und Fantasie den Sinn zusammen. Jeder kenn diesen Effekt und treten dabei Fehler auf, kann es zu peinlichen Missverständnissen kommen. Meist sind es Freunde, die einen dann mit den wenig taktvollen Worten „Bist du taub, oder was?" darauf aufmerksam machen.

Unabhängig von dem Ergebnis der untenstehenden Checkliste Hörschäden und der Selbsteinschätzung der Hörfähigkeit, sollten Musiker regelmäßig – also zum Beispiel jährlich – einen Hörtest beim Facharzt machen. Wichtig ist eine echte Bestimmung der Hörschwelle unter guten Messbedingungen. Dazu zählt auch, möglichst 24 Stunden Ruhe vor dem Test einzuplanen. Kurz nach einer hohen Schallbelastung ist es nämlich durch eine mögliche vorübergehende Vertäubung nicht sinnvoll, sich einem Hörtest zu unterziehen.

Checkliste und Härtetest

Checkliste Hörschäden

Erste Hinweise auf Hörschäden finden sich in alltäglichen Situationen. Beantworten Sie die aufgeführten Fragen ehrlich und unvoreingenommen:

- Müssen Sie sich in lauter Umgebung, etwa beim Kneipenbesuch, ... ❑ ja sehr stark konzentrieren, um einem Gespräch folgen zu können?
- Müssen Sie öfter nachfragen?. . . . . ❑ ja
- Haben Sie andere schon auf Ihr Hörvermögen angesprochen? . . . . . . ❑ ja („Bist Du etwa taub, oder was?")
- Können Sie manchmal nur schwer unterscheiden, woher ein . . . . ❑ ja Geräusch kommt oder von welcher Seite Sie angesprochen wurden?
- Hören Sie im Sommer keine Grillen und keine Mücken summen? . . . . . ❑ ja
- Hören Sei Ihre Uhr nicht mehr ticken?. . . . . ❑ ja
- Hören Sie ständig oder regelmäßig nach Konzerten ein Rauschen . . . . . ❑ ja oder Pfeifen im Ohr?

Falls Sie mehrere Fragen mit „Ja" beantwortet haben, sollten Sei unbedingt einen Hörtest beim Facharzt machen lassen.

Nach Prof. Eckard Hoffmann

HNO und Audiometrie

Es sind aber nicht immer HNO-Arzt oder Hörgeräte-Akustiker die beste Adressen, wenn es um ein Audiogramm geht. Denn leider befriedigen diese Tests oft nicht die Ansprüche an eine langfristige Kontrolle und auch nicht die Bedürfnisse von Musikern. Hörtests werden häufig nur gemacht, um festzustellen, ob die Person ein Hörgerät benötigt. Zu einer guten Audiometrie gehört die

Krankenkassen und Prävention

Die gesetzlichen Krankenkassen erarbeiten in einem Gremium einen Leistungskatalog, der bestimmt, welche medizinischen Versorgungen die Kassen übernehmen. Übrigens sind diese bei rund 95 Prozent der Kassen deckungsgleich. Leistungen, die ein Versicherter als Prävention in Anspruch nehmen kann, sind in den entsprechenden Gesundheitsuntersuchungs-, Jugendgesundheitsuntersuchungs-, Kinder-, und Krebsfrüherkennungsrichtlinien festgelegt. Eine Hörschwellenaudiometrie als präventive Leistung ist leider in keiner dieser Richtlinien vorgesehen, die Kinderrichtlinien enthalten lediglich die orientierende Hörprüfung.

Eine präventive Hörschwellenaudiometrie kann nur als individuelle Gesundheitsleistung – IGeL – angeboten und erbracht werden. Das heißt ganz einfach, das der Versicherte selbst für die Kosten aufkommt. Gleiches gilt auch für Verordnungen von Hilfsmitteln wie Gehörschutzstopfen.

In Einzelfällen übernehmen private Krankenkassen die Kosten für einen maßgefertigten Gehörschutz. Der Versicherte muss sich dafür direkt bei der Leistungsabteilung seines Versicherers einsetzen, möglichst bevor er sich den Gehörschutz machen lässt.

Musiker in einem Arbeitsverhältnis haben bei entsprechenden Umgebungspegeln am Arbeitsplatz Anspruch auf die Bereitstellung individuellen Gehörschutzes durch den Arbeitgeber.

sachkundige Beurteilung möglicher Auffälligkeiten und eine persönliche Beratung. In sie muss die Situation und das berufliche Umfeld einfließen, der Ansprechpartner sollte am besten also selbst aus dem Musikfach sein. Ein Musiker sollte sein Gehör regelmäßig, möglichst in einer klinischen Einrichtung prüfen lassen, weil dort auch im Hochtonbereich gemessen werden kann.

Sinnvoll ist auch eine Kopie der Tests, die man dann über die Jahre sammeln kann. Falls irgendwann ein akutes Problem diagnostiziert wird, können die gesammelten Audiogramme dem Arzt vorgelegt werden. So kann er sehr viel besser den aktuellen Hörtest begutachten. Aber auch für einen möglichen Schadensfall kann eine solche Dokumentation von entscheidender rechtlicher Bedeutung sein.

Archivierung der Hörtests

Plug and Play

WELCHE OHRSTÖPSEL WANN UND FÜR WEN
GEEIGNET SIND.

Wer sich vor zu hohen Schallpegeln schützen will, kann sie einfach mit Ohrstöpseln dämpfen. Im Fachhandel, Apotheken und im Internet werden eine Unzahl verschiedener Stöpsel in allen möglichen Formen und Farben zu Preisen von unter einem Euro bis hin zu knapp 200 Euro angeboten.

Einfache Ohrstöpsel

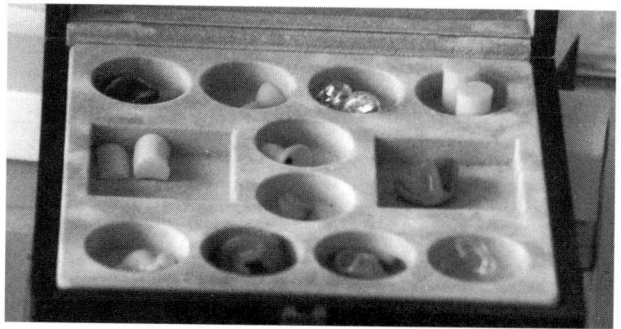

Welcher ist richtig? Ein kleiner Ausschnitt des riesigen Angebots von Ohrstöpseln.

Standardstöpsel

Der Klassiker:
Oropax

Einfache Schaumstoff- oder Wattestöpseln gibt es in Apotheken und Drogeriemärkten zu kaufen, oft in apartem Gelb; mittlerweile kann man sie aber auch in knalligem Orange bekommen, so dass sie gar nicht mal schlecht aussehen. Viele Leute setzen sie ein, wenn der Bettnachbar schnarcht oder, um im Flugzeug besser schlafen zu können. Auch beim Besuch lauter Konzerte oder im Club können sie wertvolle Dienste leisten, denn sie dämpfen – je nach Frequenz – etwa zwischen 15 und 32 Dezibel (HL). Hier werden sie schon teilweise zum Selbstkostenpreis am Ticketschalter angeboten, was für einen verantwortungsvollen Veranstalter spricht. HL bedeutet übrigens Hearing lost, also Hörverlust. Die Dämmung nimmt ab den unteren Mitten deutlich zu und darin ist auch die empfundene Verzerrung begründet. Die Tiefen werden weniger gedämpft und anteilig stärker empfunden.

Auf den Sitz
kommt es an

Um ihre Wirkung entfalten zu können, müssen sie wirklich gut sitzen, denn bei beispielsweise ovalen oder genickten Gehörgängen ist kein Dämmeffekt vorhanden. Es ist sicher nicht verkehrt, einfach zur Sicherheit immer ein Paar solcher Stöpsel in der Tasche zu haben. Man darf allerdings keine Erwartungen an den Klang stellen. Dafür kosten sie auch nur rund einen Euro pro Paar.

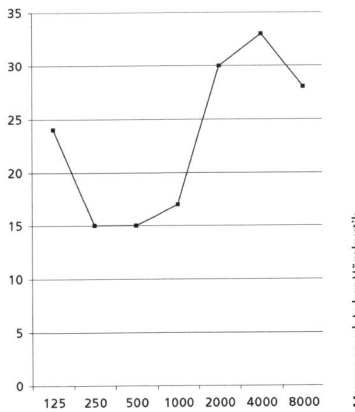

Alles leise, aber dumpf – formbare Schaumgummistöpsel.

Eine ähnliche Dämmwirkung weisen beispielsweise einige Stöpsel mit Lamellen oder solche mit einem harten Kern auf. Sie sind etwas teurer und passen manchen Ohren besser – oder auch schlechter – als Schaumgummistöpsel. Der Preis pro Paar liegt hier bei rund zehn Euro.

Ähnliche Wirkung bei Lamellenstöpsel

Einen besseren Sound hat man mit Lamellen-Plugs und integriertem Filter wie etwa beim HS-ER 20 von Hearsafe. Er kostet rund 25 Euro, einfachere Versionen liegen bei etwa 20 Euro. Mit einem Dämmwert von SNR 16 Dezibel sorgt er vor allem für eine hohe Sprachverständlichkeit und angenehme Musikwahrnehmung in lauter Umgebung. SNR bedeutet Single Number Rating, es wird also der Dämmwert in einer Zahl ausgedrückt. Mittlerweile Pflicht ist der zusätzliche Verpackungsaufdruck der drei Einzelwerten für Höhen, Mitten und Tiefen.

Besser wird es mit integriertem Filter

Angepasste Stöpsel

Otoplastiken sind Abdrücke des Gehörgangs

Um das Problem der Passgenauigkeit in den Griff zu bekommen, fertigen gute Hörakustiker auch so genannte Otoplastiken an. Für eine Plastik, die im Direktverfahren hergestellt wird, nehmen sie ein Abdruck des Gehörgangs, indem sie Silikon in den Gehörgang spritzen, das später durch seine Zweikompontentechnik aushärtet. Nun folgen mehrere Arbeitsschritte, in denen der Abdruck bearbeitet und mehrfach lackiert wird. Nach einigen Tagen kann man dann seine individuelle Plastik abholen. Der Preis ist mit etwas unter 40 Euro moderat, die klangliche Qualität jedoch nicht besser als bei einfachen Schaumstoffstöpseln. Für die Musik sind sie also unsinnig, man benutzt sie eher bei anatomischen Problemen und wenn ein hohes Maß an Dämmung benötigt wird. Bei regelmäßigem Gebrauch halten solche Otoplastiken gut ein Jahr und zur Sicherheit kann man sie dann bei seinem Hörakustiker testen lassen – ein guter wird einen solchen Test als Kundenservice sehen und nicht berechnen. Haltbarer und teurer (unter 90 Euro) sind Otoplastiken, die im Labor anhand eines Abdrucks mit einem Positiv-Negativ-Positiv-Verfahren gefertigt werden und unter Hitze und Druck aushärten.

Individueller Gehörschutz

Otoplastik mit eingebautem Filter

Kommen wir aber nun zur Königsdisziplin: Otoplastiken mit eingebauten Filtern. Entwickelt wurden sie von Etymotic Research und in Europa von die niederländische Firma Groeneveld Elcea vertrieben, die Lizenzen an Otoplastiklabors vergibt. Bereits seit 1993 werden deren Elacin-Filter in Musikerkreisen eingesetzt und haben schnell eine große Bekanntheit erlangt, so dass jedes Jahr mehrere tausend Paar über die Ladentheke gehen. Mit diesen hochwertigen Filtern wird eine angenehme gleichmäßige Dämmung erreicht. Sie beruhen auf dem Prinzip der Helmholtz-Resonatoren und werden im Musikbereich üblicherweise mit einem von drei Dämmungsgraden verwendet: mit rund 9, 15 und 25 Dezibel.

Welcher passt zu mir?

Jeder Musiker muss individuell entscheiden, welche Dämmung für ihn die richtige ist. Grob kann man die Filter jedoch folgendermaßen einteilen:

ER 15: Dämmung rund 15 Dezibel

Dieser Filter wurde für den Musikbereich entwickelt und ist ein Allrounder, mit dem viele Musiker zurecht kommen.

ER 9: Dämmung rund 9 Dezibel

Wurde ursprünglich speziell für die Anforderungen von Bläsern und deren speziellen Resonanzverhältnisse im Kopf entwickelt. Er eignet sich aber auch beispielsweise für Flötisten oder Klarinettisten und wird auch häufig von Geigern oder Sängern getragen.

ER 25: Dämmung rund 25 Dezibel

Hat die stärkste Dämmung, die im Musikbereich eingesetzt wird. Er wird bevorzugt von Schlagzeugern getragen und eignet sich für Leute, die auf Nummer sicher gehen wollen, die schon einen Hörschäden oder eine besondere Lautstärkeempfindlichkeit haben.

Zur Auswahl des Filters könnte man ein eigenes Kapitel schreiben: Bei schwierigen Ausstattungen, Einzelpersonen oder auch Symphonieorchestern kann man mit einer geringen Dämpfung den Einstieg erleichtern, Vertrauen in Gehörschutz schaffen und das Kontaktbedürfnis im Zusammenspiel sichern. Nicht immer werden höhere Dämpfungswerte akzeptiert, doch mit der richtigen durch Erfahrung gestützten Beratung und Auswahl gelin-

Auswahl

gen Versorgungen auch unabhängig von der oben gezeigten Tabelle.

Mehrere Filter Da gerade die Filter relativ teuer sind, müssen sich manche erstmal mit einer Dämmung zufrieden geben. Man kann jedoch auch ein zweites Filterpaar dazu kaufen und situationsbedingt einfach den Filter wechseln, was natürlich die eleganteste Variante ist.

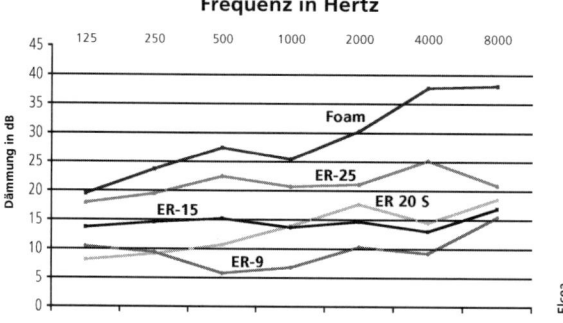

Für verschiedene Anforderungen werden Filter mit unterschiedlicher Dämmung angeboten.

Tipp: Reinigung von Otoplastiken

Otoplastiken mit Filtern dürfen nicht im Wasser getragen werden, da sonst die feine Membran zerstört wird. Sie können aber mit Wasser oder einer leicht fettlösenden Flüssigkeit gereinigt und anschließend an einem warmen Ort getrocknet werden.

Gehörgang Auch – und gerade – für solche Filter fertigt das Labor die
kann sich beschriebene hochwertige Otoplastik an. Diese Plastiken altern
ändern kaum, allerdings kann sich der Gehörgang im Laufe der Zeit verändert. Gerade wenn ein Musiker viel Gewicht verliert, hat das

interessanterweise auch Einfluss auf die Größe des Gehörgangs. Sollte also der Gehörschutz nicht mehr passen, kann man wenigstens das Filter weiter verwenden und mit einem neuen Abdruck ein neue Otoplastik anfertigen lassen.

Kosten

Diese Hightech-Gehörschützer schlagen mit rund 170 Euro zu Buche. Und auch hier gilt: Wer einen kundenorientierten Hörakustiker hat, ist sicher gut bedient. Denn sollte sich herausstellen, dass die Dämmung zu stark oder zu schwach ist, kann auf Kulanzbasis das Filter gewechselt werden.

Es lohnt sich

Bedenkt man, wie stark ein Hörschaden die Lebensqualität einschränkt und dass eine Hörgeräteversorgung mit Top-Geräten für bis zu 4.500 Euro sogar das Fünfundzwanzigfache kosten kann, ist das Geld für Leute, die sich häufiger hohen Schallpegeln aussetzten, sicherlich gut angelegt.

Das rät die Fachfrau

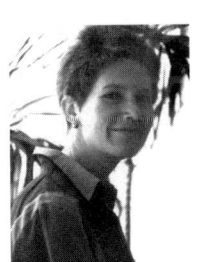

„Unsere Erfahrung hat gezeigt, dass nicht jede Otoplastik 100-prozentig sitzt und das Filter richtig eingebaut wurde. Ich halte es daher für sinnvoll, mit jedem Kunden einen kurzen Test zu machen. Das machen wir mit Freifeldmessungen: Wir beschallen also den Kunden mit und ohne Gehörschutz über Lautsprecher und prüfen, ob die gewünschte Dämmung auch wirklich eintritt."

Brigitta Luber, Hörgeräte-Akustiker-Meisterin

Otoplastik und In-Ear-Monitoring

Für Bühnenmusiker kann es ein Vorteil sein, wenn sich auch der Hörer für das In-Ear-Monitoring in die Otoplastik einstecken lässt. Dazu entfernen sie einfach den Filter und setzen den Hörer ein.

Muss gelernt werden

Verschiedene Hersteller bieten daher In-Ear-Monitoring-Hörer kompatibel zu den Elacin-Filtern an.

Beim Einsatz von Otoplastiken sollte man jedoch bedenken, dass durch Schall auch der Kopf in Schwingung versetzt wird. Das lässt sich ganz leicht simulieren: Wenn man brummt und mit den Fingern die Ohren verschließt, klingt das Brummen lauter. Das gleiche passiert beim Tragen von Ohrstöpseln: Den selbst erzeugte Schall hört man lauter, den der anderen Instrumente leiser. So müssen beispielsweise Bläser erst lernen, ihre Lautstärke den anderen Musikern anzupassen. Dieser Effekt tritt aber nicht bei Musikern auf, die den Schall außerhalb des Kopfs erzeugen, also beispielsweise Schlagzeugern, Pianisten oder Geigern.

Monitoring, In-Ear-Monitoring

„MACH LAUTER, ICH HÖR MICH NICHT!"

Laut ohne Nutzen

Auf der Bühne sorgt normalerweise der Monitor-Mischer für die gewünschten Pegelverhältnisse und so hat sein Talent also erheblichen Einfluss auf die Lautstärken, die auf die Musiker wirken. Da jeder sich gut hören will, kommt es schnell zu konkurrierenden Einstellungen, die meist dazu führen, dass es auf der Bühne immer lauter wird, ohne dass sich die Verhältnisse verbessern. Um es allen Beteiligten und ihren Hörbedürfnissen recht zu machen, benötigt man also entweder räumlichen Abstand voneinander oder Schutz durch absorbierende Maßnahmen wie Kabinen, Schutzwände oder eben In-Ear-Monitoring.

Auf den Kopfhörer kommt es an

Seit einiger Zeit bieten große Hersteller wie Shure, Garwood, Sennheiser und andere attraktive Mid- und Lowprice-Anlagen an. Dabei ist immer der Kopfhörer ausschlaggebend für die Qualität des Systems – hier sollte man also nicht sparen. Damit das Verhältnis stimmt, sollte der Hörer sollte etwa ein Drittel des Gesamtpreises der Anlage kosten.

Beim Soundcheck mit konventionellen Monitoranlagen können Erfahrung und Wissen die Gefährdungen durch Rückkopplung zwar verringern, aber keineswegs ausschließen. Daher ist sicherlich ein guter Gehörschutz wie oben beschrieben angebracht. Er begrenzt gerade die Gefährdung durch die häufigen Signalspitzen zwischen 600 und 3.000 Hertz.

Soundcheck

Beim In-Ear-Monitoring werden nun statt Boxen Ohrhörer verwendet und jeder Musiker bekommt den Mix direkt ins Ohr – und kann dementsprechend leiser stellen. So gibt es beispielsweise Monitoring-System mit Mixed Mode, mit der sich der Musiker seinen ganz individuellen Mix aus seinem eigenen Instrument und dem Rest der Band einspielen kann. Installiert man drahtlose In-Ear-Monitoring-Anlagen, kann man sich sogar freier bewegen als mit herkömmlichen Monitoring. Dabei fangen kleine Empfänger, die man beispielsweise am Hosenbund trägt, die Signale auf, verstärken sie und leiten sie zum Ohr.

Ohrhörer statt Boxen

Die Vorteile sind offensichtlich: Es gibt keine Rückkopplungsprobleme, da kein verstärkter Schall auf das Mikrofon rückwirken kann, zudem lässt sich der Sound für den einzelnen Musiker sehr genau einstellen. Gleichzeitig wird die Lärmbelastung reduziert, da maßgefertigte In-Ear-Monitore auch als Gehörschutz dienen können. So ist schnell klar: Je mehr Musiker so versorgt sind, umso weniger Monitorboxen werden benötigt.

Keine Rückkopplung, viel Bewegungsfreiheit

Mit dem besseren Signal-Rausch-Abstand beim In-Ear-Monitoring, also einer Dämmung nach außen, kann der Lautstärkepegel für das Ohr deutlich reduziert werden. Leiseres Hören bedeutet

Leise hören = differenzierter hören

dann auch ein differenzierteres Hören durch bessere Verarbeitung. Optimal wären rund 85 Dezibel; erreichbar in Bühnen-Settings sind aber zumindest 90 bis 95 Dezibel. Die Effekte: ein besseres Zusammenspiel und weniger Erschöpfung. Bei korrekter Einstellung sind die Monitorsignale gleich bleibend deutlich, unabhängig von der Position. Auch die Auf- und Abbauzeiten sind geringer und der Soundcheck deutlich einfacher. Wichtig ist jedoch, dass die Lautstärke richtig eingestellt und durch Limiter begrenzt wird.

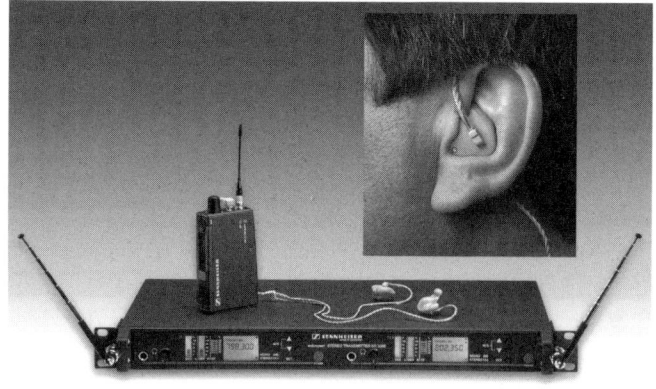

Sennheiser

In-Ear-Monitoring kann ein wirksamer Schutz für Musiker-Ohren sein.

Limiter richtig einstellen

Bei maßgefertigten und damit abschirmenden Ohrhörern wird durch die Halbierung des Gehörgangvolumen im Ohr ein etwa um 6 Dezibel höherer Schallpegel erreicht. Das sollte bei der Einstellung der Limiter unbedingt beachtet werden. Die optimalen Werte findet man durch die Messung der Lärmbelastung mit einer Sonde im Gehör

Vorsicht bei Standardhörer

Standardhörer, bei denen es erhebliche Qualitäts- und Preisunterschiede gibt, haben gegenüber maßgefertigten Ohrformteilen mit integrierten Schallwandlern den Nachteil, dass ein gehörschonender Betrieb ohne Abdichtung nicht möglich ist. Damit wird In-Ear-Monitoring bei hohen Pegeln gefährlich. Maßfertigungen mit hochwertigen Kopfhörern erreichen eine Dämpfung von rund 26 Dezibel gegenüber der Umgebung. Über eine besondere Wiedergabekurve wird der Verlust der Gehörgangsresonanz bei 3.000 Hertz durch den Verschluss des Gehörgangs aktiv ausgeglichen. Das Ergebnis ist ein brillanter Klang über das gesamte Frequenzspektrum.

Daneben kommt noch ein Aspekt dazu, der häufig unterschätzt wird: Bei individuellem Mix lässt sich für den einzelnen Musiker und besonders für das Publikum eine mit konventionellem Monitoring nicht erreichbare Klangqualität erzielen.

Bessere Klangqualität

Oft tragen Musiker beim In-Ear-Monitoring einfach die Filter-Otoplastik und stecken die Hörer einfach in die Bohrung für den Filter. Diese Idee kommt von der Firma Hearsafe und wurde von anderen kopiert. Die Ausformung der Otoplastiken muss im Einzelfall aber auf den Hörertyp abgestimmt sein. Auch Standardhörer können recht gut abdichten, wenn man sie richtig einsetzt, auf Dauer sind sie allerdings zumeist unbequem. Maßanfertigungen garantieren darüber hinaus einen definierten Sitz und damit eine gleich bleibende Klangqualität und Einstellung.

Kombination Filter und Hörer

In der Praxis zeigt sich, dass Bühnenmusiker bei beidohrigem Einsatz der Ohrhörer den Raum und damit die Orientierung verlieren können. Manche müssen regelrecht „laufen lernen", vor allem, wenn sie noch dazu von Scheinwerfern geblendet werden. Nach gelungener Gewöhnung überzeugt jedoch der Sound durch die akustische Abdämmung. Mittlerweile werden daher auch halb offene Hörer angeboten, die im professionellen Umfeld sicherlich sinnvoll sind – dafür aber auch rund 700 Euro kosten.

Eingewöhnung

Einseitiger Auch beim einseitigem Einsatz behält man zwar den Raumein-
Einsatz hat druck und den Kontakt zum Publikum. Einseitiges In-Ear-Monito-
Nachteile ring ist aber immer mit einer erheblichen Erhöhung des Monitor-
pegels verbunden und aus protektiver Sicht unbedingt zu
vermeiden. Bis auf wenige Ausnahmen ist der einohrige Einsatz
ein Hinweis auf eine unausgereifte technische Umstellung und
zumeist tatsächlich auch nur der halbe Spaß.

Alternative Verkabelte Lösungen bieten sich für festen Positionen wie Schlag-
Kopfhörer zeug, Percussion oder Backing-Vocals an. Hier kann aber auch mit
Monitorkopfhörern gearbeitet werden, die Außenlärm wirksam
dämmen. Auch im Recording-Studio sind geschlossene Kopfhörer
vorteilhaft, da sie den Direktschall des Musikers ausblenden und
er über Kopfhörer nur das hört, was aus der Regie zurückkommt.

Die Väter des In-Ear-Monitoring

Bereits in der zweiten Hälfte der achtziger Jahre entwickelte Chrys Lindop, der
damalige Toningenieur von Stevie Wonder, das In-Ear-Monitoring-Konzept. Er tat
sich mit dem britischen Tontechniker Martin Noar zusammen, der über umfang-
reiche Erfahrungen mit Sendeanlagen verfügte. Die Arbeit der beiden führte zum
ersten System der Firma britischen Garwood. Mit dieser ersten Anlage gingen
dann Künstler wie Michael Bolton auf Tournee.

Limiter

BEGRENZUNG ODER KOMPRESSION

Nicht live Limiter oder Schallpegelbegrenzer erfassen mit einem Mikrofon
laufend den Schallpegel und verhindern einen weiteren Pegelanstieg ab einer bestimmten Schwelle, Kompressionssysteme können sogar noch intelligenter eingreifen. Limiter lassen sich aber

nur einsetzen, wenn das ganze Signal in einer Stereosumme vorliegt, also nicht bei Live-Auftritten, bei denen der Direktschall von der Bühne und verschiedene Beschallungssysteme zum Schallpegel beim Zuhörer beitragen.

Alle marktgängigen Hardwired- und Wireless-Systeme verfügen über Limiter, die ausreichend auf verantwortbare Einsatzbedingungen abgestimmt sind. Wenn diese im Einsatz dauernd wirksam werden, ist das Ausrüstungskonzept aber grundsätzlich zu hinterfragen: Ist es wirklich notwendig, so laut zu fahren? Das sollte jeden genauso stutzig machen wie ein anhaltendes Klingeln im Ohr, das ja leider die Folge zu hoher Lärmbelastung sein kann…

Limiter als Notbremse

Berücksichtigung der Raumakustik

OB EIERKARTONS WIRKLICH AUSREICHEN

Die Belastung durch laute Musik ist immer auch abhängig vom Raum, in dem sie gemacht und gehört wird. Die bestehende Raumakustik ist aber meistens kaum veränderbar. Ein guter Raum besitzt eine für Musiker und Hörer angemessene Lautstärke und eine frühe erste Reflexion, eine gleichmäßige Schallausbreitung und eine angemessene Hallzeit, die zum Beispiel bei Rockmusik rund eine halbe Sekunde beträgt. Schlechte Räume erkennt man an ungewünschten Effekten wie Flatterechos, stehenden Wellen, Auslöschungen und schlechter Sprachverständlichkeit.

Guter Raum reduziert die Lautstärke

Im privaten Übungsraum, der meistens zu klein und zu laut ist, hilft vielfach eine Schalldämmung, die allerdings mit den berühmten Eierkartons nicht befriedigend zu bewältigen ist. Besser ist es, sich an Fachfirmen oder Musikhändler zu wenden. Schallschutz kostet immer Geld, jedoch lassen sich mit schallabsorbierende

Privater Übungsraum

Matten bei vertretbarem Aufwand gute Ergebnisse erzielen. Komplette Übungskabinen werden direkt von Monteuren aufgestellt oder als Bausatz geliefert.

Lautsprecher

Mit einem einfachen Trick vermindert man die Belastung

Auf die Aufstellung kommt es an

Zum Thema Lautsprecher gibt es eine Grundregel: Boxen sollten so aufgestellt werden, dass die Mittelhochtonsysteme niemals direkt in die Ohren der Zuhörer strahlen, sondern darüber hinweg. Auch sollte immer eine genügende Abstand zu den Köpfen der Zuhörer bleiben. Aufgehängte oder mit Hochständer montierte Lautsprechersysteme sind deshalb besser als beispielsweise auf der Bühne aufgetürmte.

Abhören im Studio

Die Ermüdung des Gehörs berücksichtigen

Je müder, desto lauter

Unser Gehör ermüdet im Tagesverlauf und diese – nur zeitweilige Verschiebung der Hörschwelle – erschwert das Abhören. Fast alle Tontechniker kennen das Phänomen, dass sie umso lauter drehen, je länger sie gearbeitet haben. Am besten reagiert man darauf mit einer geringeren Abhörlautstärke während der Anfangsphase. Erst wenn es wirklich darum geht, den Mix unter lauten Bedingungen zu testen, sollte man aufdrehen. Die Ergebnisse des lauten Tests kann man danach in leiser Lautstärke einarbeiten und danach wieder laut testen.

Und auch hier gilt: das Ohr bracht Pausen, getreu der Devise *Pausen einlegen*
Spannung und Entspannung. Eine Pausen- und Erholungsopti-
mierung ist schon lange im Fokus der sportlichen Leistungsstei-
gerung, gleiches gilt für schwerarbeitenden Ohren. Optimal ist
übrigens eine Abhörlautstärke von etwa 85 Dezibel.

Orchester

Oft zu laut – auf Abstand gehen!

Der Schallpegel fast aller Musikinstrumente liegt in einem *Auch klassische*
Bereich, in dem sie Gehörschäden anrichten können – also ab 85 *Instrumente*
Dezibel (A). Mit einer Trompete oder einem Schlagzeug können *sind laut*
sogar Spitzenwerte von 120 Dezibel (A) erreicht werden.

Erinnern wir uns, dass die Schallintensität mit dem Quadrat des
Abstands abnimmt, wird schnell klar, dass die Verhältnisse
besonders ungünstig sind, wenn die Musiker sehr eng sitzen.
Wenn sich aber auf Grund der Raumgröße der Abstand nicht verringern lässt, ist ein individueller Gehörschutz angebracht.

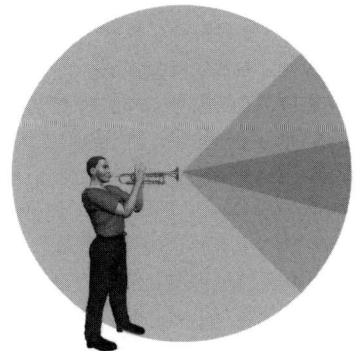

Trompeten geben den Schall
gerichtet ab – je größer Abstand
und Winkel, umso günstiger für
das Ohr.

Aufstellung und Sitzordnung im Orchester

Insbesondere die klassisch nach hinten ansteigende Sitzordnung im Orchester birgt Gefahren: Die Schalltrichter von Blechblas- und Schlaginstrumenten befinden sich dadurch oft direkt hinter dem Ohr anderer Musiker. Leider versprechen Schallschutzmaßnahmen in Orchestergräben keinen ausreichenden Schutz, denn für sie gilt wie für jeden anderen Raum: je enger, desto lauter, desto größer die Notwendigkeit einer absorbierenden Auskleidung. Die Änderung der Sitzordnung, einfache bauliche Maßnahmen und Orchesterstühle, an deren Rückenlehnen Kunststoffblenden befestigt sind, die den Schalleinfall von Nachbarinstrumenten in hohen Frequenzbereichen um rund 18 Dezibel (A) dämmen können, sind also sinnvoll.

Orchestermusiker sollten ...

- laute Passagen während der Probe nicht in voller Lautstärke spielen.
- beachten, dass zeitweilige Hörschwellenverschiebungen durch andauernde Lautstärke die Kontrolle beim Musizieren erschweren.
- bei lauten Proben vermehrt Pausen einlegen.
- lautstarke Register wie Blech und Schlagwerk mit Abstand positionieren.
- Die Auswahl der Stücke und der Besetzung den räumlichen Gegebenheiten anpassen.
- nicht zu eng beieinander sitzen.
- raumakustische Bedingungen bewusst auf eine Reduzierung der individuellen Belastung hin gestalten.

Walkman, Kopfhörer

Viel Energie auf kleinstem Raum

Bei Kopfhörern ist es besonders schwierig, die Lautstärke abzuschätzen, denn je nach Gerätekombination kann auch bei mittlerer Einstellung des Lautstärkereglers gefährdende Schallpegel entstehen.

Zuviel Power

Dazu muss man verstehen, dass Schall eine Form von Energie ist – je mehr Energie, umso lauter. Also: Je kleiner der beschallte Raum, umso leichter werden auch gefährliche Lautstärken erreicht. Offene Kopfhörer regen ein größeres Luftvolumen an, während man mit Walkmen-Hörern, die man sich ins Ohr steckt, sehr leicht hohe Schallpegel erreicht. Bei beiden aber steigt die individuelle Pegeleinstellung meist je nach Umgebungspegel an. Geschlossene Hörer hingegen reduzieren den Umgebungspegel, denn in geräuschvoller Umgebung schonen geschlossene Systeme das Gehör, da man nicht die Umgebungspegel übertönen muss. Der Pegel wird zumeist intuitiv geringer eingestellt.

Je kleiner, desto gefährlicher

Bei der Benutzung von Kopfhörern erliegt mancher der Versuchung, fehlendes Körper-Feeling durch höhere Kopfhörerlautstärke auszugleichen. Hier kann auch dem HiFi-Freak nur das Shakerkonzept nahe gelegt werden, das sich im Monitoring bewährt hat. Ein bewusstes und gut ausgebildetes Ohr wird die bessere Lautstärke suchen und die ist im Idealfall auch gesundheitlich optimal. Grundsätzlich gilt aber: Wer Kopfhörer benutzt, sollte besonders auf Warnsignale des Gehörs achten.

Discothek

NICHT SO SCHLIMM WIE ELTERN DENKEN, WENN MAN
ETWAS AUFPASST.

Viele Discos
sind zu laut

Zwar lassen sich im Reintonaudiogramm nicht die – immer wie-
der vermuteten – großen Hörschäden beweisen, doch sind viele
Discos mit Mittelungspegeln zwischen 100 Dezibel (A) und 110
Dezibel(A) deutlich zu laut. Das zeigt auch das Ergebnis einer
Befragung: Von 370 Discobesuchern bezeichneten 46 Prozent die
Musiklautstärke als zu hoch und nur sechs Prozent als zu niedrig.

Der Hobby-DJ
dreht auf

Das Problem sind ja nicht einmal die guten Discotheken, sondern
der gesamte „graue Bereich". Das fängt Zuhause im Partykeller
an, geht im Jugendzentrum weiter, in die kleinen Club, oder auf
Technopartys in sauerländischen Gemeindehallen.

Obergrenze
einhalten

Mittelungspegel von mehr als 95 Dezibel (A) sollten in jedem Fall
vermieden werden, und richtig ungesund ist es, sich dabei in die
Nähe von Lautsprechern zu stellen – wenn sie nicht gehörscho-
nend aufgehängt sind.

Ruhepause
hilft schützen

Aber es soll ja niemanden der Spaß verdorben werden: Discobesuche sind vor allem dann schädlich, wenn nach einem lauten
Abend ein lauter Arbeitstag folgt, an dem wieder ein Club oder
eine Disco besucht wird. Mit einer Ruhepause hingegen – am
besten in Verbindung mit einem Gehörschutz – lässt sich diese
Gefahr verringern.

Selbst die
Schweizer
erlauben Disco-
Besuche

Selbst der Schweizerische Bundesrat, der sich als Vorreiter in Sachen
Gehörschutz hervortut, stuft seltenere Discobesuche als unschädlich
ein, sofern akute Schädigungen durch hohe Einzelimpulse und
regelmäßigen Pegelspitzen ausgeschlossen werden können.

Je später der Abend ...

Die Lautstärke in Discotheken und Clubs steigt über die Nacht hinweg an. Alkoholkonsum und Ausgelassenheit der Besucher, aber auch das Kompensieren der einsetzenden temporären Vertäubung – auch beim Diskjockey – dürften dabei eine Rolle spielen. Also: Je später der Abend, umso genauer sollten Besucher auf ihr Gehör achten.

Laute Hobbys

Bei 100 Sachen wird's richtig laut

Gerade Musiker sollten sich angewöhnen, in allen Lebenslagen auf ihr Gehör zu achten und Belastungen zu verringern. So treten beispielsweise im Motor- oder Schießsport hohe Schallpegel auf. Motorradfahrer sollten also lieber einen helmtauglichen Gehörschutz tragen, denn bereits bei Geschwindigkeiten von 100 Stundenkilometern können Schallpegel von 90 Dezibel vorkommen.

Motor- und Schießsport

Impulshaltiger Lärm, wie er beim Schießen entsteht, ist ja besonders gefährlich für das Ohr, da es den kurzen Pegelspitzen schutzlos ausgeliefert ist. Daher sollte man impulshaltigen Lärm durch einen Gehörschutz mit nichtlinearen Spezialfiltern dämmen, die unterhalb der Einsatzschwelle nur minimal (etwa 7 Dezibel), plötzliche Impulsspitzen aber wirkungsvoll kappen. Die Firma Hearsafe bietet beispielsweise spezielle aktive Plugs an, die eine Dämmung von mindestens 7 Dezibel erreichen, die Kosten liegen bei nur rund 30 Euro, die sicherlich gut angelegt sind.

Schießen ist Gift fürs Ohr

Lebensweise

GESUND LEBEN IST GESUND – AUCH FÜR DAS GEHÖR.

Risiko-Faktoren reduzieren

Natürlich gibt es haufenweise gute Ratschläge, wie sich die Gesundheit schützen und bewahren lässt. Viele davon betreffen auch das Gehör. Neben der Zivilisationskrankheit Nummer 1 – dem Stress – gelten auch weitere Faktoren als negativ. Hierzu zählen wie so häufig der übermäßige Genuss von Nikotin und Alkohol oder Drogen. Daneben warnen Ärzte auch vor einer ständigen Anwendung von Medikamente, die Acetylsalecyl-Säure enthalten – beispielsweise Aspirin oder ASS, denn sie kann die Entstehung eines Tinnitus fördern.

Sicherlich ist eine gesunde Lebensweise auch gesund für das Gehör – auf jeden Fall sollte man sich bewusst machen, dass viele schwere Erkrankungen des Gehörs mit Durchblutungsstörungen zusammenhängen können. Das Ohr wird einem gesunde Ernährung, viel Bewegung und Flüssigkeitszufuhr danken.

8. Wie sicher ist sicher?

Berufsunfähigkeitsversicherung

MÖGLICHKEITEN, SICH GEGEN GESUNDHEITLICHE SCHÄDEN ZU VERSICHERN.

Das Thema Berufsunfähigkeit betrifft jeden, denn wer durch einen Unfall oder eine Krankheit ganz oder teilweise seine Arbeitskraft verliert, muss mit erheblichen finanziellen Einschnitten rechnen. Und gerade nach dem Rentenreformgesetz von 2001 ist es besonders brisant geworden: Von der gesetzlichen Rentenversicherung wird nur noch eine Erwerbsminderungsrente (EM-Rente) gezahlt und nicht mehr wie bisher die staatlichen Berufs- und Erwerbsunfähigkeitsrenten.

Berufsunfähig-keit kann jeden treffen

Diese neue Regelung kann für manche wirklich hart ausfallen, denn Ausbildung und Beruf werden nun nicht mehr berücksichtigt. Wer keine drei Stunden mehr arbeiten kann, erhält die volle EM-Rente, bei sechs Stunden die halbe EM-Rente und bei über sechs überhaupt keine Rente mehr. Dabei kann einem Ingenieur gegebenenfalls zugemutet werden, als Nachtwächter zu arbeiten. Nur für Personen, die vor dem 1. Januar 2001 das 40. Lebensjahr vollendet haben, gilt eine Übergangsregelung: Sie erhalten die alten Berufsunfähigkeitsrenten weiter.

Neue Regeln

Es ist also sinnvoll, relativ frühzeitig in eine solche Versicherung einzusteigen, denn wer zu lange mit dem Abschluss einer Berufsunfähigkeitsversicherung wartet, kann eventuell später keinen Versicherungsschutz mehr bekommen, wenn er zwischenzeitlich krank geworden ist. Denn die Unternehmen versichern im allgemeinen nur kerngesunde Menschen oder erhöhen die Prämien

Früher Einstieg sinnvoll

deutlich. Und Vorsicht: Wer bei der Beantwortung von Gesundheitsfragen schummelt und Vorerkrankungen verschweigt, begeht Vertragsbruch und kann seine Ansprüche verlieren.

Spezielle Versicherungs- verträge

Nun gibt es verschiedene Möglichkeiten, sich gegen eine Berufsunfähigkeiten zu versichern. Menschen, die mit ihrem Gehör arbeiten, haben natürlich andere Anforderungen und Bedingungen als andere Berufsgruppen. Die Gesellschaften bieten daher unterschiedliche Verträge und Kombinationen von Versicherungen, die genauestens geprüft und verglichen werden sollten, denn die Berufsunfähigkeitsversicherung lässt sich beispielsweise als Zusatzversicherung zur Risiko-Lebensversicherung abschließen, was billiger als eine selbstständige Berufsunfähigkeitsversicherung sein kann.

Orientierungs- hilfe

Im Folgenden wollen wir nun einige Beispiele und Hinweise geben, die sich jedoch nicht als Versicherungsvergleich verstehen, sondern vielmehr eine Orientierung bei der Wahl der individuellen Versicherung geben können.

Risikogruppe Musiker

Musiker sind „besonders gefährdet"

Weil Versicherungen Musiker offensichtlich als eine besonders gefährdete Berufsgruppe einstufen, ist der Abschluss einer Berufsunfähigkeitsversicherung für Musiker bei vielen Versicherungsunternehmen erst gar nicht möglich. So finden sich nur sehr wenige Anbieter, die nach Kenntnis des Vereins der Versicherten überhaupt einen Versicherungsschutz bieten. Dies sind beispielsweise die Mannheimer (nicht zu verwechseln mit der Hamburg Mannheimer), Gerling und die Alte Leipziger. Allerdings müssen Musiker – als Risikogruppe – mit höheren Beiträgen als beispielsweise Akademiker rechnen. Das Risiko und damit die Einstufung von bestimmten Berufen in eine Risikogruppe beruht auf statistischen Erfahrungen. So zählen bei Gerling beispielsweise Akademiker zu der Gruppe mit dem geringsten Risiko und werden in A, Musiklehrer in B, Tontechniker in C und Musiker sowie Dirigenten hingegen werden in die höchste Klasse D eingestuft.

Zunächst muss man aber klar zwischen einer Berufsunfähigkeits- und einer privaten Unfallversicherung unterscheiden. Die eindeutig bessere Alternative ist immer die Berufsunfähigkeitsversicherung, da sie auf den zuletzt ausgeübten Beruf ausgerichtet ist und der Grund für die Berufsunfähigkeit entweder in einer Krankheit oder einem Unfall liegen kann. Eine private Unfallversicherung dagegen zahlt nur bei einer unfallbedingten Invalidität und die wird, wie wir später noch zeigen werden, nach der so genannten Gliedertaxe berechnet.

Unterschied Berufsunfähigkeit und Unfall

Checkliste Berufsunfähigkeitsversicherung

Die Bedingungen der Berufsunfähigkeitsversicherer haben sich in den vergangenen Jahren stark verbessert. Dennoch sollte jeder, der einen Abschluss plant, folgende Punkte auf jeden Fall zum Vertragsbestandteil machen:

1. Verzicht auf die abstrakte Verweisung: Der Versicherer sollte bei Berufsunfähigkeit darauf verzichten, den Kunden auf andere Berufe zu verweisen. Das Thema ist zwar wichtig, darf aber auch nicht übertrieben bewertet werden. Eine Verweisung ist nur dann möglich, wenn der Verweisungsberuf auf Grund der Ausbildung, Erfahrung und Lebensstellung (insbesondere Gehalt) mit dem bisherigen vergleichbar ist. So könnte man einen Musiker nie in den Beruf eines Pförtners verweisen.

2. Sechs-Monats-Prognose: Die Berufsunfähigkeit sollte vom Versicherer aner-
    kannt werden, wenn ein Arzt die Berufsunfähigkeit für voraussichtlich
    sechs Monate prognostiziert. Schlechtere Bedingungen sehen hier einen
    Zeitraum von bis zu drei Jahren vor. Hier könnten sich Ärzte unter Umstän-
    den schwer tun, eine Prognose über einen so langen Zeitraum zu stellen.

3. Anerkennung ab Beginn: Falls sich nicht sofort feststellen lässt, ob ein
    Patient berufsunfähig bleibt, warten die Versicherer zunächst sechs Monate
    mit der Rentenzahlung. Sobald weitere Berufsunfähigkeit attestiert wird,
    wird rückwirkend ab Beginn der Berufsunfähigkeit gezahlt. Es geht hier
    immerhin um die Zahlung von sechs zusätzlichen Monaten.

4. Rückwirkende Leistung: Wenn der Versicherte seine Berufsunfähigkeit ver-
    spätet meldet, sollte der Versicherer auch rückwirkend leisten. Gut sind
    Bedingungen, die eine rückwirkende Leistung bis zu drei Jahren vorsehen.

5. Rücktrittsrecht maximal 5 Jahre: Der Versicherer sollte maximal 5 Jahre
    lang vom Vertrag zurücktreten können, wenn der Kunde seine so genannte
    vorvertragliche Anzeigepflicht (falsche Beantwortung der Gesundheitsfra-
    gen) verletzt hat.

6. Verzicht auf § 41 des Versicherungsvertragsgesetzes: Der Versicherer sollte
    darauf verzichten, dieses Recht in Anspruch zu nehmen, nämlich die Bei-
    träge zu erhöhen oder den Vertrag zu kündigen, wenn der Kunde seine
    Pflicht, Gesundheitsprobleme anzugeben, schuldlos verletzt hat.

Darüber hinaus sind natürlich auch weitere Punkte wie der Geltungsbereich des
Versicherungsschutzes zu beachten. Insbesondere für Musiker könnte es durchaus vorstellbar sein, dass ein längerer Auslandsaufenthalt geplant ist, der dann
grundsätzlich auch mitversichert sein sollte.

Noch ein Satz zur so genannten Staffelregelung: Die Versicherer *Staffelregelung*
bieten meist neben der Pauschalregelung, bei der ab einem Grad
der Berufsunfähigkeit von 50 Prozent die volle Rente bezahlt
wird, auch eine Staffelregelung an, die vorsieht, dass beispielsweise ab 25 Prozent ein Teil der Rente und erst ab 75 Prozent die
volle Rente gezahlt wird. Es gibt auch Tarife mit Prozentzahlen
von $33\frac{1}{3}$ und $66\frac{2}{3}$ Prozent. Ist die Berufsunfähigkeit eine Folge
einer schleichenden Erkrankung, kann diese Variante für den Versicherten günstig sein. Der Versicherte muss aber jede Ver-
schlechterung seines Gesundheitszustands von neuem beweisen,
was häufig mühselig sein kann. Deshalb ist die Pauschalregelung
meistens die bessere Methode.

Wie viel ist sinnvoll?

Um zu entscheiden, mit welcher Monatsrente man eine Berufsunfähigkeits-
versicherung abschließen sollte, hilft es sich folgende Fragen zu beantworten:
- Was wäre, wenn ich morgen berufsunfähig werden?
- Wie viel muss ich für meinen Lebensunterhalt aufwenden?
- Wer sonst könnte für mich sorgen oder mitverdienen?
- Für wen muss ich mitverdienen?
- Wie hoch wären meine Rentenansprüche?
- Habe ich Vermögen, aus dessen Erträgen ein Teil des Lebensunterhalts
  finanziert werden könnte?

Um einen Betrag grob zu überschlagen, kann man als Minimallösung etwa eine
Rente in Höhe eines Drittels des derzeitigen Monatseinkommens für Sozialversi
cherte annehmen.

Bund der Versicherten

Beispielrechnung Berufsunfähigkeit

Wir haben uns ein Angebot für den 32-jährigen Herrn Muster machen lassen. Versicherer stufen einzelne Berufe in verschiedene Risikogruppen ein, daher kann die Prämie je nach ausgeübtem Beruf stark variieren. Für alle Beispiele gilt, dass die Rentenzahlung bei Berufsunfähigkeit bis zum 60. Lebensjahr erbracht werden, die Prämienzahlungsdauer 28 Jahre beträgt und der Mindestgrad der Beeinträchtigung bei 50 Prozent liegt. Die angegebenen Werte sollen nur einen groben Überblick geben und dürfen nicht als verbindlich betrachtet werden.

	Tontechniker	Musiker/ Musikdirigent	Diplom-Musiklehrer/ Musik-Manager	Musik-produzent
Monatliche Rente im Fall einer Berufsunfähigkeit in Euro	1.000	1.000	1.000	1.000
Risikogruppe	C	D	B	C
Monatliche Prämienzahlung in Euro	91,94	121,80	56,46	91,94
Monatliche Prämienzahlung mit Überschussbeteiligung in Euro	68,94	91,33	42,33	68,94

Stand: November 2002

Bei einer Prämienzahlung ohne Überschussbeteiligung werden die Überschüsse angespart und im Versicherungsfall (Bonusrente) ausgeschüttet. In der Variante mit Überschussbeteiligung werden die Überschüsse der Prämie gutgeschrieben.

Unfallversicherung

WAS IST EIGENTLICH EIN OHR WERT?

Invalidität und Gliedertaxe

Bei der Unfallversicherung geht es um eine unfallbedingte Invalidität. Die Gliedertaxe gibt Auskunft über die Entschädigungsleistungen bei bestimmten Schädigungen von Körperteilen – eine sehr unschöne Tabelle! Es wird bei der Unfallversicherung aber nie auf

den ausgeübten Beruf geschaut. Deshalb ist es für einige Berufsgruppen wichtig – insbesondere für Musiker oder beispielsweise
auch für Chirurgen – eine so genannte „verbesserte Gliedertaxe"
zu vereinbaren, die von einigen Versicherungsunternehmen angeboten wird. Dann wird beispielsweise bereits bei Invalidität eines
Zeigefingers eine Invaliditätssumme gezahlt, die bei einem norma-
len Vertrag erst bei Vollinvalidität zum Tragen kommen würde.

Gliedertaxe   **verbesserte Gliedertaxe**

Auge 50 %

Arm 70 %

Hand 55 %
Daumen 20 %

Penis/Hoden 0 %

Bein 70 %

Fuß 40 %
Zehe 2 %

Auge 50 – 80 %
Gehör auf einem Ohr 30 – 70 %
Geruch 10 – 15 %
Geschmack 5 – 15 %
Stimme 100 %

Arm 70 – 100 %

Hand 55 – 100 %
Daumen 20 – 100 %
Zeigefinger 10 – 100 %

Bein 70 – 100 %

Fuß 40 – 100 %
große Zehe 5 – 20 %
andere Zehe 2 – 5 %

Unterschied Krankenkasse und Unfallversicherung

Man muss beim Thema Vorsorge bedenken, dass Krankenkassen zwar für die Behandlung im Falle eines Unfalls aufkommen, nicht jedoch um die wirtschaftlichen Folgen durch eine dauerhafte Beeinträchtigung. Neben den gezeigten Entschädigungen bieten Versicherungen eine Vielzahl von zusätzlichen Leistungen wie Übergangs-, Tages- und Krankenhaustagegeld sowie Genesungs- und Sterbegeld, so dass die Angebote stark variieren können. Je nach Art der Versicherung kann man beispielsweise auch eine Versicherung abschließen, die kosmetische Operations- und Bergungskosten übernimmt, Kurbeihilfe leistet oder Tauchunfälle mit abdeckt – den Möglichkeiten sind schier keine Grenzen gesetzt.

Haftpflichtversicherung

Rechtsvakuum Gehörschaden

Einzelfallprüfung bei Gehörschäden

Veranstalter können sich im Prinzip vor allen Unbillen des Gewerbes schützen: Vor schlechtem Wetter bei einem Open-Air-Konzert, vor Ausfall eines Musikers oder vor möglichen Haftungsansprüchen Dritter. Solche Haftpflichtversicherungen decken beispielsweise Schäden ab, die durch Probleme bei der Bewirtung (schlechte Wurstsemmel) oder die Ausstattung des Veranstaltungsortes (Box fällt jemandem auf den Fuß) verursacht werden. Eine eigene Versicherung gegen Gehörschäden der Besucher gibt es hingegen nicht. Im Einzelfall muss dann also geprüft werden, wer schuld ist, dass es zu gesundheitsgefährdenden Schalldrücken kommen konnte: Band oder Veranstalter? Bei individuellen gerichtlichen Auseinandersetzungen, in denen die Kläger Schadensersatzansprüche für Hörschäden wie Hörsturz oder Tinnitus geltend machen wollen, zeigt sich, dass es oft schwer ist, einen ursächlichen Zusammenhang nachzuweisen.

Beispielrechnung Unfallversicherung

Wieder haben wir uns ein Angebot für unseren 32 Jahre alten Herrn Muster machen lassen. Er ist Musiker und hat angegeben, dass er keine gefährlicheren Sportarten ausübt und keine Krankheiten oder Gebrechen hat. Aus einer Unzahl von Varianten sind hier nur einige aufgeführt. Die Dynamik wurde jeweils mit 5 Prozent vereinbart.

	Variante A	Variante B	Variante C	Variante D
Jahresprämie inkl. Versicherungssteuer in Euro	234,90	104,40	191,40	255,00
Progression	Invalidität mit 200-%-Progr. 100.000 Euro	Invalidität mit Spitzenprogr. 100.000 Euro	Invalidität mit 200-%-Progr. 100.000 Euro	Invalidität mit 200-%-Progr. 100.000 Euro
Vollinvalidität in Euro	200.000	200.000	300.000	200.000
Davon z. B. Gehörverlust auf einem Ohr*	50 %	30 %	50 %	50 %
Sonstige Leistungen	Bergungskosten bis 5.000 Euro	Bergungskosten bis 5.000 Euro	Kosmetische Operationen bis 10.000 Euro, Bergungskosten bis 10.000 Euro	Kosmetische Operationen bis 10.000 Euro, Bergungskosten bis 10.000 Euro sowie 12 weitere Leistungen wie Kurbeihilfe und Sofortleistung bei schweren Verletzungen

* Hier wird nur als Beispiel das Gehör genommen. Bei Verletzung anderer Körperteile können die Gliedertaxen sehr stark variieren.

Stand: November 2002

Herr Muster kann diese Versicherung bis zu einer Progression von 500 % steigern – mit 80 Prozent Zuschlag auf die Invaliditätsprämie.

Erfolglos nach So berichtet etwa der WDR von einer Frau, die auf einem Rosen-
Knalltrauma montagsumzug in vorderster Reihe auf dem Gehweg stand. Als
direkt vor ihr ein Schuss aus einer Weinbergskanone abgegeben
wurde, verspürte sie starke Schmerzen im Ohr und ihr Ohrenarzt
stellte ein Knalltrauma fest. In der Folgezeit litt die Frau an einem
Tinnitus, musste sich einer stationären Infusionstherapie unterziehen und wurde danach ambulant weiterbehandelt. Daraufhin
versuchte die Frau erfolglos vom Veranstalter Schadensersatz und
Schmerzensgeld zu bekommen. Die Gerichte entschieden, dass
die Veranstalter eines Karnevalsumzugs zwar grundsätzlich ver-
pflichtet seien, Vorkehrungen zum Schutz der Zuschauer zu treffen, für alle nur denkbaren Risiken müsste aber keine Vorsorge
getroffen werden. Bei einem Karnevalsumzug gehe es immer laut
zu, die Frau hätte sich ja vor den lauten Geräuschen, zum Beispiel
durch Zurücktreten vom Bordsteinrand, schützen können.

Gemeinsam stark

In vielen Versicherungsfragen kann es nützlich sein, sich einem Verbraucher-
schutzverband wie etwa dem Bund der Versicherten (BdV) anzuschließen. BdV-
Mitglieder erhalten kostenlos individuelle Beratungen durch gerichtlich zugelas-
sene Versicherungsberater und Juristen sowie alle Publikationen des BdV.
Mitglieder können provisionsfreien Gruppenversicherungen beitreten, die der
BdV mit Versicherungsunternehmen zu günstigen Prämien und Bedingungen
entwickelt hat. Zur Zeit liegt der Jahresbeitrag bei rund 40 Euro, für junge Leute
(bis 25 Jahre alt) bei 20 Euro. Die Aufnahmegebühr beträgt 8 Euro. Auf der Web-
site www.bundderversicherten.de finden sich auch kostenlos viele nützliche
Informationen.

9. Empfehlungen und Verordnungen

Um all die Verordnungen, Normen und Empfehlungen zum Thema Lärm und Veranstaltungen zu durchschauen, muss man sich sehr genau mit dieser Thematik auseinander setzen. Und dabei muss man auch noch laufend am Ball bleiben, da sie natürlich auch ständig überarbeitet werden. So kann hier keine verbindliche Checkliste gegeben werden, sondern eher ein Überblick über den derzeitigen Stand.

Ein kleiner Überblick

Lärm in Zahlen

Ein recht gutes Gefühl für das Thema „Lärm" vermitteln ein paar Zahlen:

- Acht Prozent der deutschen Bevölkerung unter 80 Jahren gelten als schwerhörig
- Rund fünf Millionen Beschäftigte sind bei der Arbeit einem Lärm mit einem Beurtgeilungpegel von über 85 dB (A) ausgesetzt und müssen deshalb ihr Gehör schützen
- Eine europäische Richtlinie, die bis zum Jahr 2006 in nationales Recht umgesetzt werden muss, korrigiert die Grenzwerte für Lärmbelastung weiter nach unten
- Lärm ist die häufigste Ursache für anerkannte Berufskrankheiten

Arbeit und Gesundheit 11/2003

Definitionen des Umweltbundesamts

Um die Verordnungen überhaupt lesen zu können, hier ein paar Begriffe und die entsprechende Definition laut Umweltbundesamt:

Schalldruckpegel

Werden bei der Geräuschmessung Bewertungsfilter verwendet, wie zum Beispiel das international gebräuchliche „A-Filter", erfolgt die Schalldrukkpegelangabe in Dezibel (A), abgekürzt als „dB(A)". Es kommen auch andere Bewertungsfilter zum Einsatz, so dass – um mehr oder weniger weit reichende Fehlinterpretationen zu vermeiden – darauf geachtet werden muss, mit welcher Filtereinstellung die Geräuschmessung vorgenommen wurde. Neben dieser Frequenzbewertung gibt es noch drei unterschiedliche Zeitbewertungen, die bei Messungen gewählt werden können; es sind die Einstellungen: Fast, Anstiegszeit =125 ms, Abfallzeit = 125 ms; Slow, Anstiegszeit = 1,0 s, Abfallzeit = 1,0 s; Impulse, Anstiegszeit = 35 ms, Abfallzeit = 1,5 s. Die Angabe der Zeitbewertung ist besonders bei impulshaltigen und kurzdauernden Schallereignissen wichtig.

Beurteilungspegel

Zur Beschreibung und Beurteilung von Immissionssituationen wird häufig auf den Mittelungspegel zurückgegriffen, der über einen definierten Bezugszeitraum aus den frequenz- und zeitbewerteten Einzelpegeln durch energetische Mittelung gebildet wird. Um die Beurteilung unterschiedlicher Situationen zu erleichtern, wurde im Laufe der Zeit der Mittelungspegel durch zusätzliche Korrektursummanden, wie etwa Zuschläge für Ton- oder Impulshaltigkeit, ergänzt. In diesen Fällen spricht man von so genannten Beurteilungspegeln, die das Ziel verfolgen, wirkungsrelevante Geräuscheigenschaften besser abzubilden.

Schallleistungspegel

Schallleistungspegel kennzeichnen die Geräuschentwicklung, die zum Beispiel durch ein Produkt unter spezifischen Betriebsbedingungen hervorgerufen wird. Die abgestrahlte Schallleistung einer Geräuschquelle kann durch die Messung des Schalldrucks an mehreren Stellen einer geschlossenen Hüllfläche bestimmt werden. Während der Schalldruckpegel die Größe des Schalldrucks eines Schallfeldes für einen bestimmten Ort beschreibt, gibt der Schallleistungspegel die Geräuschemission einer Quelle an. Sind die Schalldruckpegel in einem bestimmten Abstand von der Quelle bekannt, kann hieraus die Schallleistung einer Quelle berechnet werden.

Umwelt- und Berufslärm

Für gewerbliche Umweltbelastungen gilt das Bundesimmissions-schutzgesetz (BISchG), das den Menschen vor Gefahren, erheblichen Nachteilen und erheblichen Belästigungen schützen soll. Daraus leiten sich die weiteren Verordnungen ab und unter anderem der Richtwert von 70 Dezibel für Straßenverkehr, für Krankenhäuser liegt er bei 45 Dezibel und nachts sogar bei 35 Dezibel. Für viele Lärmarten sind eigene Lärmbeurteilungsverfahren entwickelt worden, um ihren jeweiligen Besonderheiten möglichst gerecht zu werden. Der Grund: Verschiedene Arten von Lärm wie etwa Straßen- oder Flugzeuglärm haben bei gleichem Geräuschpegel oft unterschiedliche Stör- und Belästigungswirkungen.

Verord-nungen ...

Natürlich gelten im Arbeitsbereich Lärmschutzbestimmungen – etwa 5 Millionen Arbeitnehmer sind in Deutschland gesundheitsgefährdendem Lärm ausgesetzt. Jährlich wird bei etwa 1.300 dieser Arbeitnehmer die Berufskrankheit „Lärmbedingte Schwerhörigkeit" als entschädigungspflichtig anerkannt.

... für den Arbeitsplatz

Der Lärmschutz im Arbeitsbereich wird durch die Arbeitsstätten-verordnung (ArbStättV), das das Jugendarbeitsschutzgesetz und das Mutterschutzgesetz geregelt. Daneben gelten als allgemein verbindliche Regeln die Unfallverhütungsvorschrift (UVV) „Lärm" (VBG 121) sowie die Regeln des VDI und andere technische Regeln.

Berufsgenossenschaftliche Vorschriften

Für Versicherte unter Lärm-gefährdung

In Bezug auf Lärm am Arbeitsplatz kommt die BGV B3 zum ein-satz. Diese berufsgenossenschaftliche Vorschrift für Sicherheit und Gesundheit gilt für Unternehmen, soweit Versicherte unter Lärmgefährdung beschäftigt werden. Hier ist dann unter ande-rem festgelegt, dass bei einem Aufenthalt von wesentlich weni-ger als 8 Stunden in Lärmbereichen Gehörschäden nicht zu erwar-ten sind, wenn folgende Bedingungen gleichzeitig erfüllt sind:

Beurteilungs-pegel

Der personenbezogene Beurteilungspegel unterschreitet 85 dB (A). Bei Einwirkung folgender Schalldruckpegel und Wirkzeiten wird ein Beurteilungspegel von 85 dB (A) bereits erreicht:

88 dB (A) – 4 Stunden
91 dB (A) – 2 Stunden
94 dB (A) – 1 Stunde
97 dB (A) – 30 Minuten
100 dB (A) – 15 Minuten
105 dB (A) – 14,8 Minuten

Sie regelt auch, welche Arten von Arbeitsmitteln der Unterneh-mer betreiben darf, um eine Lärmgefährdung zu reduzieren und wie er die Arbeitsräume gestalten muss. Übrigens müssen die Werte, die bei der Ermittlung der Lärmbereiche gemessen wur-den, mindestens 30 Jahre aufbewahrt werden.

Richtlinien für Veranstaltungen

Bei Veranstaltungen ist besonders die Versammlungsstättenverordnung zu beachten, die jedoch zur Zeit noch von Bundesland zu Bundesland verschieden ist, da sie Teil des Landesbaurechts ist, das in die Kompetenz der Länder fällt. Es gibt jedoch eine neue Verordnung, die noch im Jahr 2003 beschlossen werden soll. Das derzeit bestehende Muster ist ein Versuch, dieses Thema auf den neuesten Stand der Technik zu bringen.

Veranstaltungsstättenverordnung ...

Diese Musterverordnung über den Bau und Betrieb von Versammlungsstätten (Muster-Versammlungsstättenverordnung, kurz MVStättV) gelten für den Bau und Betrieb von Versammlungsstätten mit Versammlungsräumen, die einzeln oder gemeinsam mehr als 200 Besucher fassen. Sie gelten aber auch für Versammlungsstätten im Freien, deren Besucherbereich mehr als 1.000 Besucher fasst und ganz oder teilweise aus baulichen Anlagen besteht.

... regelt den Bau und Betrieb von Versammlungsstätten ...

Die Verordnung regelt alle Details einer Veranstaltung: So zum Beispiel Feuerschutzverordnungen oder auch die Anzahl der Toiletten pro 1.000 Besucher. Hier ist auch bestimmt, wer welche Verantwortung übernehmen muss: So ist der Betreiber für die Sicherheit der Veranstaltung und die Einhaltung der Vorschriften verantwortlich, der wiederum Verantwortliche – mit einer speziellen Ausbildung – für die Veranstaltungstechnik beauftragt

... sowie alle Details einer Veranstaltung

Die 41-seitige-Verordnung kann man beispielsweise von der Internet-Seite des Verbands für Professionelle Licht- und Tontechnik VPLT herunterlanden. Der Verband wird – sobald es zur rechtswirksamen Veröffentlichung kommt – seine Site aktualisieren.

Weitere Infos

Verband und Event Akademie

Gemeinsam machen die rund 800 Mitglieder des VPLT, einem Unternehmens-
verband im Bereich der Veranstaltungstechnik, gut 1 Milliarde Euro Umsatz.
Sowohl Hersteller als auch Vertriebe und Dienstleister von Veranstaltungstechnik
sind hier organisiert, ebenso selbstständige Veranstaltungstechniker und -planer.
Im Bereich der Weiterbildung und Qualifizierung engagiert sich der VPLT mit
einem eigenen Bildungswerk, der Deutschen Event Akademie in Hannover-
Langenhagen.

www.vplt.org

TA Lärm

Für gewerbliche Anlagen   Die „Technische Anleitung zum Schutz gegen Lärm – TA Lärm" gilt
für alle gewerblichen Anlagen. In der Schrift werden aber Sonder-
fälle und Ausnahmen gezeigt, so dass man prüfen muss, welche
Richtlinie gilt. Auch legt die TA Lärm fest, welche Messgeräte verwendet werden dürfen oder wie ein Messbericht auszusehen hat.

Immissionsrichtwerte

Beurteilungspegel für Immissionsorte außerhalb von Gebäuden

In	Immissionsrichtwerte für den Beurteilungspegel	
	tags	nachts
Industriegebieten	70 dB(A)	
Gewerbegebieten	65 dB(A)	50 dB(A)
Kerngebieten, Dorgebieten und Mischgebieten	60 dB(A)	45 dB(A)
in allgemeinen Wohn-gebieten und Klein-siedlungsgebieten	55 dB(A)	40 dB(A)
reinen Wohngebieten	50 dB(A)	35 dB(A)
Kurgebieten, für Kranken-häuser und Pflegeanstalten	45 dB(A)	35 dB(A)

Tontechnik in Theatern und Mehrzweckhallen

Auch hier gibt es natürlich Beschränkungen, die in der DIN 15 905-5 geregelt sind. Die Norm trägt den etwas sperrigen Namen „Tontechnik in Theatern und Mehrzweckhallen; Maßnahmen zum Vermeiden einer Gehörgefährdung des Publikums durch hohe Schalldruckpegel bei Lautsprecherwiedergabe".

Regelung nach DIN

Sie soll Konzertbesucher vor Gehörschäden schützen. Richter ziehen diese Norm, die als Stand der Technik gilt, regelmäßig bei Verfahren heran, in denen Konzertbesucher gegen Konzertveranstalter klagen. Veranstalter müssen damit rechnen, unter Umständen haftbar gemacht zu werden, denn sie sind diejenigen, die als Garanten für die Unversehrtheit der Besucher gelten.

Gehörschäden bei Konzertbesuchern

Wichtig ist bei Anwendung dieser Norm die exakte Anwendung des vorgegebenen Messverfahrens. Dem Veranstalter ist zu empfehlen, regelmäßige Messungen während jeder Veranstaltung durchzuführen und zu dokumentieren.

Messungen dokumentieren!

Discothekenverordnung der Länder

Am Beispiel Niedersachsen: Schutz vor Gesundheitsgefährdung und schädlichen Umwelteinwirkungen durch Discotheken oder discothekenähnliche Betriebe. Anortsfesten Arbeitsplätzen für Diskjockeys, Thekenpersonal usw. darf der durch Musik verursachte Beurteilungspegel (bezogen auf acht Stunden) 85 dB(A) nicht-überschreiten. Bei Arbeiten ohne festen Arbeitsplatz (z.B. Kellnerinnen und Kellner) darf der Beurteilungspegel max. 90 dB(A) betragen. Andere Länder haben ähliche Verordnungen auf der Grundlage der Arbeitsblätterverordnung und der UVV „Lärm" erlassen.   Gesundheitsschutz 5, 8. Aufl. 2000, S.39

Umweltbundesamt

Folgende Pegelbegrenzungen wurden vom Umweltbundesamt vorgeschlagen:

Discos — In Discotheken durch eine Begrenzung der Dauerschallpegel auf 90 bis 95 Dezibel (A) bezogen auf den lautesten Bereich der Veranstaltungsorte

Walkmen — Für tragbare Musikwiedergabegeräte (Walkmen) und andere Geräte mit Kopfhörern durch eine Begrenzung der Dauerschallpegel auf 90 Dezibel (A)

Empfehlung der Bundesärztekammer

Schon in der Ausbildung Die Bundesärztekammer empfiehlt beispielsweise, dass bei öffentlichen Veranstaltungen (Discotheken, Open-Air-Konzerten) zum Schutz der Zuhörer die für die Bedienung technischer Anlagen – insbesondere der Lautstärkeregelung – verantwortliche Person ausreichende Kenntnisse über die mögliche Gesundheitsgefährdung durch hohe Schalldruckpegel über 95 dB(A) gegenüber dem Veranstalter beziehungsweise Betreiber nachweisen muss. Entsprechende Ausbildungsgänge etwa zum Tontechniker, Toningenieur und zur Fachkraft für Veranstaltungstechnik sollten die Vermittlung dieser Kenntnisse umfassen.

Wer hat's erfunden? Die Schweizer!

Anders als in Deutschland haben die Schweizer 1996 Grenzwerte in der „Schall- und Laserverordnung" für die maximale Beschallung festgelegt. Sie besagt, dass die Schallimmissionen bei Veranstaltungen mit elektroakustisch verstärkter Musik 93 dB (A) nicht überschreiten darf. Ein Mittelungspegel von 100 dB (A) kann bewilligt werden, wenn den Besuchern gratis oder zum Selbstkostenpreis Gehörschutzmittel angeboten werden.

Interview: Wie sieht die Praxis aus?

Es gibt also eine Vielzahl von Verordnungen – die jedoch zunächst nur wenig über die praktische Umsetzung sagen. Wir sprachen darüber mit Hartmut Starke, Dozent an der Deutschen Event Akademie und technischer Aufsichtsbeamter des Gewerbeaufsichtsamts Hannover.

Wenn ich eine Discothek besuche, kann ich dann davon ausgehen, dass die DIN 15 905-5 dort umgesetzt wird und ich mich also keinen Gefahren aussetze?

Diese DIN ist bei den wenigsten Betreibern bekannt – obwohl sie schon seit 1989 gültig ist. Das Problem dabei: Sie wissen oftmals nicht, dass diese Norm für sie gilt. Also sind Sie als Besucher nicht geschützt.

Werden Discotheken und Großveranstaltungen denn nicht regelmäßig überprüft?

Hinsichtlich des Arbeitnehmerschutzes schon. Allerdings von der Bauaufsicht oder den kommunalen Ordnungsämtern eher selten. Sicherlicht ist das auch eine Frage des vorhandenen Personals.

Was sind die Konsequenzen für den Besucher?

Besucher sind durchaus sehr hohen Schalldruckpegeln mit den entsprechenden Beeinträchtigungen ausgesetzt.

Warum werden die Grenzwerte nicht eingehalten; geschieht das aus Unwissenheit oder gibt es andere Interessen?

Ich denke, dass es aus Unwissenheit und aus einem falschen Entgegenkommen des Publikumswunsches nach mehr Lautstärke und Intensität geschieht. Es gibt keine direkt greifende rechtliche Handhabe zum Schutz des Publikums

Sie würden also den Besuchern raten, immer einen persönlichen Gehörschutz zu tragen.

Das ist sicherlich nur eine Symptombekämpfung. Wichtiger wäre, als Kunde entsprechend auf den Veranstalter oder DJ einzuwirken, so dass gehörgefährdende Schalldruckpegel erst gar nicht entstehen.

10. Anhang

Buchempfehlungen

Einfühlsam und begeistert schreibt Robert Jourdain über die Wirkung von Musik. Er nimmt den Leser mit auf eine Reise vom Schall über Melodie und Komposition bis hin zur Ekstase. Jourdains Buch liest sich wie ein spannender Roman und vermittelt ganz nebenbei faszinierende Zusammenhänge aus den Bereichen Hirnforschung, Harmonielehre und Medizin.
Ein Muss für den Bücherschrank jedes Musikbegeisterten.
Robert Jourdain, Das wohltemperierte Gehirn – Wie Musik im Kopf entsteht und wirkt, Spektrum akademischer Verlag, ISBN 3-8274-1122-X

Einer der Gurus der Hörforschung, Prof. Dr. Gerhard Fleischer, hat mit seinem aktuellem Buch eines der Gehörschutz-Standardwerke geschrieben. Auch wenn die Grafik ein wenig altbacken wirkt, zeigt es verständlich geschrieben den Stand der Forschung. Fleischer befasst sich mit der Wirkung von Lärm in Alltagssituationen und plädiert für das Recht auf Ruhe.
Gerhard Fleischer, Gut hören – Heute und Morgen, Median-Verlag, ISBN: 3-922766-70-6

Recht esoterisch liest sich das Buch von Prof. Joachim-Ernst Berendt. Er befasst sich mit ganz unterschiedlichen Aspekte der Wahrnehmung durch das Gehör – von Buddah bis Hendrix. Leider schreibt er etwas lehrmeisterlich, so dass sich der Leser leicht bevormundet fühlt. Dennoch zeigt es recht interessante Zusammenhänge auf.
Joachim-Ernst Berendt, Das Dritte Ohr – Vom Hören der Welt, Rowolth Taschenbuch Verlag, ISBN: 3499184141

Als Einführung in die Psychoakustik bezeichnet Perry A. Cook sein Buch. Mit schönen Beispielen erläutert er verschiedene Phänomene des Hörens, die durch eine Audio-CD noch verdeutlicht werden. Das englischsprachige Buch eignet sich jedoch eher für Fortgeschrittene.

Cook, Perry R., Music, Cognition, and Computerized Sound, 1999, The MIT Press, www.mitpress.mit.edu

Pädagogisch wertvoll ist die Broschüre von Dr. Wolfgang Babisch. Auf 74 Seiten Umweltpapier – so dass sie eher wie ein Skriptum wirkt – finden sich jedoch sehr gute Übersichten zum Thema Musikschäden und dem Umgang von Jugendlichen mit Musik.

Dr. Wolfgang Babisch, Schallpegel in Discotheken und bei Musikveranstaltungen, Teil 1 Gesundheitliche Aspekte, Herausgeber: Umweltbundesamt, ISSN 0175-4211, www.umweltbundesamt.de

Gelb und dick wie ein Telefonbuch ist Hans Dieter Mayers Ratgeber zum Thema Versicherungen, denn auf knapp 700 Seiten finden sich aktuelle Informationen und Hinweise um Thema. Damit sind die knapp 10 Euro sicherlich ihr Geld wert.

Hans Dieter Meyer, Ratgeber Versicherung & Altersvorsorge, Wilhelm Heyne Verlag München, ISBN: 3-453-19689-9

Links

Deutscher Arbeitsring für Lärmbekämpfung: www.dalaerm.de
Verband für prof. Licht- und Tontechnik e.V.: www. vplt.org
Deutsche Tinnitus Liga e.V: www.tinnitus-liga.de
Bund der Versicherten e.V.: www.bundderversicherten.de
Infos zum Thema Hörverlust: www.german.hear-it.org

Anbieter von Gehörschutz-Produkten (Auswahl):
www.sonicshop.de, www.hearsafe.de, www.egger-labor.de

Forschungsnetz Mensch & Musik: www.mensch-und-musik.at
Umweltbundesamt: www.umweltbundesamt.de
Verband Deutscher Tonmeister e.V.: www.tonmeister.de
Deutscher Bühnenverein, Bundesverband Deutscher Theater
www.bühnenverein.de

Literaturverzeichnis

Wolfgang Babisch, Gehörschäden durch laute Musik, Qualität des Hörens, Referatensammlung der Internationalen Bodenseeländertagung Ravensburg 2001, Median Verlag

Christian Birkner, Surround – Einführung in die Mehrkanal-Technik, PPVMedien, ISBN: 3-932275-39-X, www.ppvmedien.de/shop

Gerhard Böhme, Kunigunde Welzl-Müller, Audiometrie – Hörprüfung im Erwachsenen- und Kindesalter, Verlag Hans Huber, ISBN 3-456-82972-8

Jan-Friedrich Conrad, Recording – Einführung in die Technik der Musik-Produktion, PPVMedien, www.ppvmedien.de/shop

Cook, Perry R., Music, Cognition, and Computerized Sound, 1999, The MIT Press, www.mitpress.mit.edu

Michael Dickreiter, Handbuch der Tonstudiotechnik, Band 1 und 2, K.G. Saur Verlag, ISBN: 3-598-10589-4

Konrad Fleischer, Hals-Nasen-Ohrenheilkunde für Krankenpflege-berufe, Georg Thieme Verlag 1994, ISBN 3-134602067

Thomas Janssen, Schwellennahe und überschwellige Schallverarbeitung des Innenohrs, Teil I: Physiologie und Pathophysiologie, Z-Audiol 2000, 39 (4) 100-117

Thomas Janssen, Schwellennahe und überschwellige Schallverarbeitung des Innenohrs, Teil II: Modelle 2001, 40 (4) 116-139

Robert Jourdain, Das wohltemperierte Gehirn – Wie Musik im Kopf entsteht und wirkt, Spektrum akademischer Verlag, ISBN 3-8274-1122-X

Annerose Kleimann, Entwickelt sich das Hörvermögen von allein? Hörakustik 9/2002, Seite 10 – 20

Dieter Mrowinski, Günter Scholz, Audiometrie – Eine Anleitung zur Praktischen Hörprüfung, Thieme Verlag, ISBN 3-13-118002-1

Franz-Xaver Reichl (Hrsg.), Taschenatlas der Umweltmedizin, Georg Thieme Verlag, 2000, ISBN: 3-13-117241X, www.thieme.de

H.P. Zenner, V. Struwe, G. Schuschke, M. Spreng, G. Stange, P. Plath, W. Babisch, E. Rebentisch, P. Plikert, K.D. Bachmann, H. Ising, G. Lehnert, Gehörschäden durch Freizeitlärm, HNO 1999, 236 – 348

Index

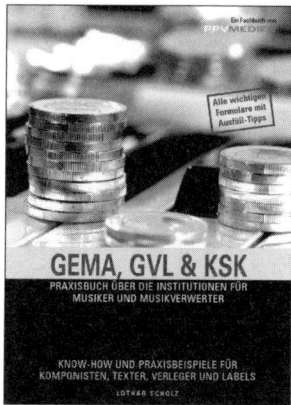
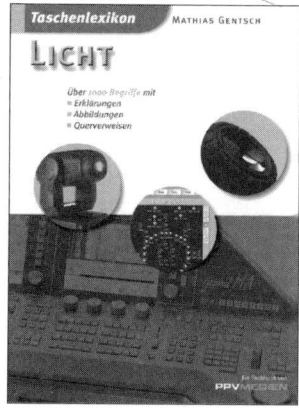
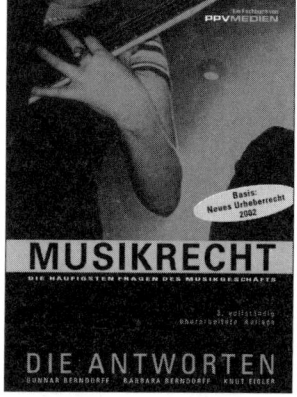